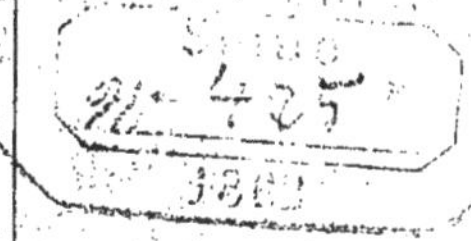

LEÇONS

SUR LES

AFFECTIONS CUTANÉES
DARTREUSES

PROFESSÉES A L'HOPITAL SAINT-LOUIS

Pendant le trimestre d'été de 1861

PAR

LE DOCTEUR HARDY

Professeur agrégé à la Faculté de médecine, médecin à l'hôpital Saint-Louis, etc.

RÉDIGÉES ET PUBLIÉES

Par le Docteur PIHAN-DUFEILLAY,

Ancien interne de l'hôpital Saint-Louis,
membre des Sociétés anatomique, d'anthropologie,
médicale d'observation, etc.

PARIS

A. COCCOZ, LIBRAIRE-ÉDITEUR

RUE DE L'ÉCOLE-DE-MÉDECINE, 30

1862

LEÇONS

SUR LES

AFFECTIONS CUTANÉES DARTREUSES

Paris. — Imprimerie de L. Martinet, rue Mignon, 2.

LEÇONS

SUR LES

AFFECTIONS CUTANÉES

DARTREUSES

PROFESSÉES A L'HOPITAL SAINT-LOUIS

Pendant le trimestre d'été de 1861

PAR

LE DOCTEUR HARDY

Professeur agrégé à la Faculté de médecine, médecin à l'hôpital Saint-Louis, etc.

RÉDIGÉES ET PUBLIÉES

Par le Docteur **PIHAN-DUFEILLAY**,

Ancien interne de l'hôpital Saint-Louis,
membre des Sociétés anatomique, d'anthropologie,
médicale d'observation, etc.

PARIS

A. COCCOZ, LIBRAIRE-ÉDITEUR

RUE DE L'ÉCOLE-DE-MÉDECINE, 30

1862

PRÉFACE

En publiant mes leçons sur les maladies dartreuses, je ne me dissimule pas que je m'expose à des critiques et même à des attaques violentes de la part des médecins qui ne partagent pas mes opinions en dermatologie. On m'accusera d'avoir ressuscité ce vieux mot *dartre* appliqué indifféremment par les anciens à la plupart des maladies chroniques de la peau ; je pense avoir répondu à cette première objection en donnant un définition précise des maladies dartreuses et en ne comprenant dans cette classe naturelle que des affections ayant des caractères définis qui permettent de les reconnaître et de les distinguer, de même qu'on reconnaît les affections syphilitiques ou cancéreuses.

Ces caractères généraux se retrouvent habituellement

dans les maladies que nous considérons comme de nature dartreuse ; mais ajoutons bien que pour qu'on reconnaisse qu'une affection appartient à ce groupe nosologique il n'est pas nécessaire qu'elle se présente *toujours* avec *tous* les caractères que nous avons admis pour constituer le genre nosologique. Dans certains cas quelques-uns de ces caractères peuvent manquer sans que cela suffise pour faire douter de la nature morbide de l'affection. Il en est, sous ce rapport, des affections dartreuses comme de beaucoup d'autres maladies; ne voyons-nous pas des maladies scrofuleuses dans lesquelles manquent un ou deux caractères ordinaires du genre, ne voyons-nous pas des tumeurs malignes qui surviennent en dehors de l'hérédité, qui ne s'ulcèrent pas, qui ne s'étendent pas, qui ne se généralisent pas et qui cependant sont bien et positivement des cancers. Nous persistons donc à considérer comme appartenant à une classe spéciale les éruptions ayant pour caractères habituels : la transmission par hérédité, les récidives, la tendance à s'étendre et à se généraliser, les démangeaisons comme symptôme ordinaire, une marche habituellement chronique et la disparition sans cicatrices. Ces caractères se rencontrent habituellement dans les maladies que nous avons comprises dans notre classe des dartres; et prendre acte de quelques cas exceptionnels où tous ces caractères ne se montrent pas simultanément pour contester l'existence de cette classe de maladies n'est pas plus logique que de refuser d'admettre l'existence du cancer parce que dans certains cas particuliers on voit manquer quelques-uns des caractères qui entrent dans la définition classique du cancer. Avec cette manière de raisonner, je puis affirmer qu'il n'est aucune définition basée sur les symptômes qui puisse résister à la discussion.

Dans la classe des maladies dartreuses, je n'ai fait rentrer qu'un nombre assez restreint d'éruptions, celles qui sont désignées sous les noms classiques d'eczéma, d'impétigo, de lichen, de pityriasis, de psoriasis, de lèpre vulgaire et quelques espèces rapportées à tort à l'herpès; dans ces seules maladies cutanées, en effet, j'ai trouvé les caractères que je considère comme appartenant habituellement aux maladies dartreuses, et cependant on m'a reproché dans l'admission de ces espèces d'avoir agi arbitrairement, par fantaisie, d'avoir éloigné du nombre des maladies dartreuses, des affections qui certainement ont avec celles que j'ai admises de grandes analogies. Pourquoi, m'a-t-on dit, ne pas placer au nombre des dartres le pemphigus, l'urticaire chronique, l'acné et le prurigo? ne sont-ce pas là des maladies longues, récidivant habituellement et qui présentent la plupart des caractères généraux des éruptions eczémateuses, lichenoïdes ou psoriasiques? Ma réponse est facile : je n'ai pas trouvé dans les phénomènes offerts par ces affections une réunion suffisante des caractères des dartres pour les réunir à cette classe de maladies et je les en ai séparées après mûres réflexions. C'est ainsi que le pemphigus chronique, le seul dont il puisse s'agir ici, est bien une éruption de longue durée et qui se généralise, mais cette maladie n'est pas héréditaire, elle paraît se développer accidentellement en dehors de toute influence diathésique, elle présente d'ailleurs une ténacité et une gravité qu'on ne rencontre pas dans les dartres affections susceptibles de disparaître pour reparaître au bout d'un temps plus ou moins long et qui n'entraînent ordinairement qu'un léger trouble dans la santé générale. Relativement à l'urticaire chronique nous verrons également manquer le caractère d'hérédité et d'ailleurs n'y a-t-il pas dans la mobilité de cette affection, dans sa ressemblance avec les affections nerveuses, quelque chose de tout spécial qui en fait une affection en dehors des maladies dartreuses. Quant à l'acné, que quelques médecins ont rattachée aux dartres, nous trouvons bien la transmission héréditaire très évidente dans certains exemples, mais cette éruption se développe dans des régions spéciales, elle ne se généralise que dans des cas exceptionnels, elle ne s'accompagne pas de démangeaisons et elle peut en disparaissant laisser des cicatrices qu'on ne rencontre jamais dans les maladies dartreuses non compliquées. Le prurigo se présente avec un ensemble de caractères qui semblerait au premier abord légitimer son admission dans la classe des dartres ; mais cette éruption se rencontre si souvent associée à une autre maladie dont elle n'est qu'un symptôme secondaire qu'il nous paraît bien plus logique de la placer dans les éruptions consécutives et symptomatiques.

Ce n'est donc pas, ainsi qu'on l'a dit, par fantaisie, par caprice, que j'ai circonscrit la classe des dartres aux éruptions que j'y ai fait entrer ; je l'ai formée au contraire après une analyse approfondie des principaux phénomènes présentés par les diverses éruptions et en n'y admettant que celles qui, par un ensemble de caractères communs, semblaient véritablement appartenir à un même genre, à une même famille nosologique.

Mais je prévois surtout un autre motif d'opposition dans la manière dont j'ai décrit l'eczéma en rattachant à cette maladie l'impétigo, le pityriasis et le lichen et en ne considérant ces dernières éruptions que comme des formes différentes d'une seule espèce nosologique. Il y a, je le confesse, dans cette manière de voir, quelque chose qui blesse les habitudes classiques et qui pourra soulever au premier abord des objections sérieuses; aux personnes de bonne foi, à celles-là seules je veux m'adresser, je répondrai par l'observation attentive des faits qui permet de reconnaître si souvent chez le même malade, soit simultanément, soit successivement et par transformations graduelles, les formes variées désignées sous les noms classiques d'impétigo, de pityriasis, de lichen et qui pour moi sont seulement des variétés, des formes différentes d'une seule espèce morbide à laquelle je conserve le nom d'eczéma. On me reprochera certainement d'avoir, en ce point comme dans d'autres, tout confondu, tout obscurci. Mais il ne s'agit pas de savoir si les descriptions étaient claires, la chose essentielle avant tout, c'est que ce qu'on enseigne soit dans la nature. Je chercherai donc mon excuse dans le désir de découvrir la vérité et comme d'habitude j'en appellerai aux médecins praticiens que j'ai toujours trouvés disposés à soutenir mes doctrines lorsqu'elles étaient appuyées sur l'observation et sur la saine appréciation des faits. C'est encore à leur jugement que je soumets cette esquisse incomplète sur les maladies dartreuses.

Je ne dois pas terminer ces lignes préliminaires sans remercier M. le docteur Pihan-Dufeillay, mon interne, qui a recueilli et rédigé mes leçons. Si je suis assez heureux pour que cet ouvrage ait quelque succès, il est juste qu'il en prenne sa part.

A. HARDY.

Paris, 15 décembre 1861.

LEÇONS

SUR LES

MALADIES DARTREUSES

CHAPITRE PREMIER.

INTRODUCTION A L'ÉTUDE DES MALADIES DE LA PEAU.

Celui qui aborde pour la première fois l'étude des maladies de la peau est frappé de la diversité et de la multiplicité des affections soumises à son observation; leurs infinies variétés l'effrayent, et tant qu'il n'a pu saisir le lien qui réunit ces altérations en apparence si diverses, tout demeure pour lui obscurité et confusion. Mais ces difficultés peuvent être aplanies par la manière de comprendre ces maladies, par une méthode de les étudier ayant pour but de faciliter la dermatologie, en établissant pour les affections cutanées un certain nombre de catégories bien distinctes, bien délimitées par des caractères tranchés, et dans lesquelles on pourra ranger facilement chacun des cas soumis à l'observation. C'est à l'exposition de cette méthode et de ses résultats pratiques que nous allons consacrer notre première leçon; il serait impossible de comprendre les développements dans lesquels nous devons entrer plus tard, si tout d'abord nous n'établissions nettement notre point de départ. Nous n'avons pas l'intention en ce moment d'étudier dans tous leurs détails les diverses affections cutanées, notre cadre est plus restreint cette année ; mais il est nécessaire de vous faire connaître les caractères généraux des grandes classes que nous admettons et dans lesquelles nous rangeons les maladies cutanées.

Nous dirons d'abord que, malgré la confusion apparente qui règne dans les maladies de la peau, il est aisé de réduire les formes les plus diverses à quelques lésions initiales bien caractérisées. Celles-ci, il est vrai, peuvent se transformer, passer insensiblement de l'une à l'autre, et créer ainsi des affections dont le type est difficile à spécifier; toutefois un examen minutieux permet souvent de reconnaître, surtout au début, l'élément primitif dont nous allons tout d'abord donner une rapide définition.

Ces lésions élémentaires sont pour nous au nombre de dix.

1° La *macule*, tache sans saillie; siégeant dans les différentes couches de la peau, et due soit à la matière colorante du sang extravasé, soit à une altération du pigment par excès ou par défaut. Son caractère distinctif est de persister sous la pression du doigt. (Exemples : purpura, éphélides, lentigo, syphilide maculeuse, etc.)

2° L'*exanthème*, sorte de tache rouge avec ou sans saillie dont la coloration varie du rose au rouge foncé. Cette coloration disparaît par la pression du doigt, pour reparaître aussitôt que cette pression cesse; elle diminue depuis l'époque de son apparition jusqu'à celle de la guérison : ce n'est pour tout dire qu'une congestion, à un degré variable, des capillaires de la peau. (Exemples : roséole, érysipèle, scarlatine, érythème.)

3° La *vésicule*, petite saillie acuminée de l'épiderme soulevé par de la sérosité, d'un volume variant de la pointe à la tête d'une épingle. Elle se termine soit par la résorption du liquide et la disparition de la vésicule, qui laisse à peine une petite tache jaunâtre, soit par la rupture de l'épiderme et la formation d'une petite croûte. Celle-ci, en tombant, laisse tantôt une surface ulcérée, tantôt une petite cicatrice déjà complétement formée. Quelquefois enfin la vésicule grossit et passe à l'état de bulle, ou bien son contenu se changeant en liquide purulent, elle prend le nom de pustule. (Exemples : eczéma, zona.) Nous ne saurions trop nous élever contre l'opinion de quelques médecins qui, sans preuves anatomiques suffisantes, font de la vésicule une inflammation des conduits des glandes sudoripares.

4° La *bulle* n'est qu'une grosse vésicule dont le volume varie depuis celui d'un pois jusqu'à celui d'une orange; aussi ferons-nous la même observation concernant son point d'origine. La sérosité transparente qui la remplit peut devenir louche, opaque et purulente, parfois même elle est teintée de sang. (Exemples : pemphigus, rupia.)

5° La *pustule* est un petit abcès sous-épidermique, dont le contenu se résorbe rarement, se dessèche habituellement et forme une croûte dont la chute prématurée laisse à nu une ulcération du derme. Nous ignorons son siége anatomique précis ; toutefois nous ne saurions admettre que ces mêmes médecins, qui ont placé la vésicule dans l'altération des conduits sudorifères, fassent naître la pustule de l'inflammation des glandes sébacées. L'existence fréquente de pustules dans les parties telles que la paume des mains où manquent complétement les follicules sébacés fait justice de cette opinion. (Exemples : impétigo, acné, ecthyma.)

6° La *papule* est une petite éminence dure, solide, ne contenant aucun liquide, dont la coloration varie du rouge au gris, quelquefois de la couleur de la peau ; son sommet supporte souvent une petite tache brune, qui n'est autre que du sang desséché fourni par l'excoriation de la papule à la suite d'un grattage énergique. La considération du prurit intense qui accompagne la papule, ne suffit point pour en localiser le siége dans le corps papillaire de la peau. Trop d'autres maladies de l'enveloppe cutanée, entièrement étrangères à la papule, s'accompagnent d'intolérables démangeaisons, pour que nous puissions invoquer cet argument en faveur de l'altération des papilles. (Exemples : lichen, strophulus.)

7° Les *squames*, débris de lamelles épidermiques d'épaisseur, de dimension et de forme variables. Leur couleur, quelquefois jaunâtre, est habituellement grise, comme celle de l'épiderme dont l'altération constitue la maladie squameuse. (Exemples : psoriasis, pityriasis.) Nous reconnaissons d'ailleurs deux ordres de squames : les unes sont primitives et constituent la lésion véritablement élémentaire : telles sont les squames du psoriasis; les autres sont un produit de la transformation que nous avons signalée d'une lésion en une autre ; elles ne sont par suite qu'une altération secondaire, et pourraient induire le médecin en erreur sur la nature de l'élément primitif de l'affection : telles sont les squames qui surviennent à la suite des exanthèmes ou par suite de la dessiccation des vésicules.

8° Le *tubercule*, petite tumeur arrondie, variant du volume d'un pois à celui d'une noisette, solide, dure ou molle au toucher, disparaissant par la résorption ou par l'ulcération, et siégeant dans l'épaisseur des couches profondes du derme. (Exemple : sycosis.)

Ces huit lésions sont les seules qu'aient décrites les dermatologistes dont les ouvrages sont devenus classiques: Willan, Batteman, Biett et ses élèves ; nous y joindrons les deux suivantes :

9° Les *produits exagérés de la sécrétion des follicules sébacés*, qui se présentent soit sous une forme liquide, huileuse, comme dans l'acné fluente, ou comme une crasse solidifiée, malléable, ciriforme, ainsi que cela se rencontre dans l'acné sébacée concrète.

10° Nous faisons une dernière classe de toutes les *productions parasitaires*, animales ou végétales, envisageant d'un même coup d'œil, en raison de l'analogie de leur cause, les lésions de formes les plus diverses : sillon de la gale, croûtes du favus, poussière de l'herpès circiné, tonsurant, sycosique, etc.

Telles sont les diverses lésions dont le mélange ou l'évolution séparée constitue les affections cutanées. Leur connaissance est essentielle, car elles aident au diagnostic des maladies dont elles forment le caractère anatomique ; cependant, quelle que soit leur importance, elles ne peuvent toujours suffire à nous faire reconnaître ces maladies. Plusieurs d'entre elles sont éphémères, et si elles existent à la première période de l'état morbide, du moins disparaissent-elles assez rapidement pour laisser dans un doute absolu le médecin, qui, appelé quelques jours trop tard, ne voudrait se guider dans son diagnostic qu'à l'aide de notions uniquement basées sur le caractère des lésions anatomiques.

Un inconvénient plus sérieux encore de la classification qu'on a cherché à établir d'après ces lésions initiales résulte de la réunion dans une même catégorie d'états morbides totalement différents, dont le seul point de contact est une lésion apparente, parfois insignifiante, qui ne joue qu'un rôle secondaire pour le pronostic et pour l'indication du traitement : c'est ainsi qu'on voit figurer côte à côte la roséole syphilitique, l'érythème par action d'une pommade rance sur la peau, la scarlatine et l'érythème par ingestion du copahu ; tandis qu'on sépare les affections dont les caractères généraux devraient faire un seul groupe, telle que la famille si naturelle des fièvres éruptives dont chaque genre est alors placé dans une classe différente, suivant que la maladie est constituée par des pustules, des vésicules, ou des taches exanthématiques.

La considération de la lésion élémentaire n'est donc qu'un moyen artificiel dont il faut s'aider, mais que son usage exclusif rend dangereux : en ne considérant dans les maladies de la peau que la forme extérieure, on n'envisage pas la maladie dans toute son étendue et dans sa véritable source. Là réside le principal vice de cette méthode, qui, en entraînant le médecin à la recherche de l'altération locale seule, l'empêche d'étudier les affections viscérales concomitantes, le détourne de toute étude sérieuse sur la nature de la maladie, et le prive d'une source fertile de renseignements propres à éclairer le pronostic et à diriger le traitement. Ajoutons encore qu'en n'examinant dans les affections cutanées que les caractères objectifs, on multiplie à l'infini les variétés morbides, et qu'on surcharge leur pénible nomenclature en désignant comme des espèces particulières les mêmes maladies, pour peu qu'elles diffèrent les unes des autres par des nuances de couleur, d'étendue ou de disposition tout à fait secondaires.

Créée par les dermatologistes anglais, Batteman, Willan, puis en France par Biett et ses élèves, MM. Cazenave, Gibert, Devergie, la méthode des classifications d'après la lésion élémentaire compte de nombreux partisans, et ce n'est que depuis notre entrée à l'hôpital Saint-Louis que mon collègue M. Bazin et moi avons cherché à faire ressortir les inconvénients du système anatomique, et à faire prévaloir la méthode d'envisager ces maladies d'après leur nature. Cette méthode, exposée pour la première fois, quoique incomplétement, par Lorry, fut développée par Alibert. Ce médecin insista sur la nécessité de subordonner l'état local aux caractères généraux et il est, à ce titre, le vrai fondateur de la méthode naturelle en dermatologie. Il comparait avec beaucoup de justesse le système anglais de classification cutanée au système de classification des végétaux de Linné, qui repose sur l'étude d'un seul organe de la plante; or, prenant la contre-partie de la méthode anglaise, il résolut de transporter dans la dermatologie la réforme que de Jussieu avait introduite dans la botanique, et, à l'exemple de son illustre modèle, de baser la classification non plus sur un caractère unique, mais sur l'ensemble des caractères propres à chaque maladie, marche, phénomènes principaux, indications curatives, étiologie, etc. Les dénominations nouvelles et bizarres qu'Alibert substitua aux noms vulgaires et habituels des différentes maladies, la singularité de la figure aujourd'hui si connue (l'arbre des dermatoses) sous laquelle il représenta la peau et ses maladies, contribuèrent puissamment à l'oubli de la méthode naturelle, qui disparut des écoles peu d'années après la mort de son inventeur.

M. Bazin et moi, qui n'avions pas oublié les leçons d'Alibert, avons repris sa classification dans sa base générale, en la dégageant de toutes ses singularités ; partis d'un même point, nous sommes arrivés à des résultats identiques, sauf quelques différences de détail que nous aurons à faire connaître dans le cours de ces leçons. Nous avons adopté comme base de nos travaux la méthode de notre maître, et nous avons réuni en un même groupe toutes les affections de la peau que la communauté d'origine, de caractères et de thérapeutique signalait comme autant d'espèces d'une même famille naturelle. C'est d'après ces principes que nous voulons exposer l'histoire des dermatoses, et nous indiquerons tout d'abord les onze classes dans lesquelles nous les avons toutes groupées. L'exposition des caractères généraux de ces familles donnera de suite l'idée de la manière dont nous comprenons l'étude des maladies cutanées. Nous indiquerons successivement :

1° Les *difformités*, qu'on ne saurait dénommer maladies et qui sont bien plutôt un vice de conformation congénital ou acquis, une sorte d'infirmité habituellement sans gravité contre laquelle tout traitement est le plus souvent inutile, à moins qu'on ne puisse enlever la lésion par le caustique ou l'instrument tranchant. Telles sont les éphélides, le lentigo, l'ichthyose, les nævi, etc.

2° Les maladies *accidentelles* à forme habituellement inflammatoire, récidivant ou non, ordinairement idiopathiques et locales et ne se développant jamais sous l'influence d'une diathèse. Le traitement se compose de légers antiphlogistiques, de quelques dérivatifs; la médication substitutive est indiquée dans la forme chronique. (Exemples : érythème, zona, urticaire.)

3° Les éruptions *artificielles* qui naissent sous l'influence d'un agent toxique ou médicamenteux; les exemples en sont fréquents : l'érythème copahique, les éruptions arsenicales, l'éruption pustuleuse qui suit l'application locale du tartre stibié ou de l'huile de croton tiglium. Leur thérapeutique consiste à modérer les phénomènes inflammatoires et à suspendre l'action de l'agent irritant.

4° Les maladies *parasitaires*, comprenant toutes celles dans lesquelles les manifestations cutanées naissent et se développent sous l'influence d'un parasite végétal ou animal : gale, prurigo pédiculaire, favus, etc. L'indication précise est de détruire le parasite.

5° Les *fièvres éruptives*, maladies aiguës accompagnées

d'un mouvement fébrile continu, de symptômes généraux plus ou moins graves, et dont l'étude sort en grande partie de la pathologie cutanée : scarlatine, variole, rougeole, érysipèle, érythème noueux, érythème papuleux, suette, etc.

6° *Éruptions symptomatiques.* L'éruption n'est qu'un phénomène accessoire ; c'est une manifestation locale d'un état morbide, bien déterminé, dont elle n'est souvent que le symptôme le moins important ; le traitement devra donc tendre à modifier la maladie principale sans s'occuper de l'éruption : comme exemples nous citerons l'érythème de la pellagre, les taches lenticulaires de la fièvre typhoïde, les taches sanguines du purpura, etc.

7° Les *dartres*, éruptions dépendant d'un état général de l'économie ; groupe légitime tombé dans l'oubli, et devenu presque l'objet de la risée des dermatologistes de l'école anatomique ; nous ne faisons que les signaler ici, notre intention étant d'en approfondir l'histoire dans les leçons qui vont suivre.

8° Les *scrofulides*, éruptions aussi essentiellement diathésiques que les précédentes, se manifestant sous l'influence du vice scrofuleux, et ne se modifiant que par l'action persistante d'un traitement général antiscrofuleux.

9° Les *syphilides*, manifestation d'une diathèse congénitale ou le plus souvent acquise, qui peut, ainsi que les groupes précédents, revêtir des formes élémentaires variées : vésicule, pustule, tubercule, etc. Leur traitement est celui de la syphilis.

10° Les *affections cancéreuses* de la peau, qui se rattachent, comme les cancers viscéraux, à une diathèse de nature spéciale, et réclament un traitement énergique par le bistouri ou les caustiques.

11° Enfin, les *maladies exotiques*, groupe hétérogène comprenant des affections variées dont quelques-unes ne sont point encore bien connues dans notre pays, et qui présentent le caractère commun de se développer sous des influences climatériques totalement différentes des nôtres. (Pian, bouton d'Alep, éléphantiasis des Grecs, des Arabes, etc.)

Telle est la classification que nous proposons; il nous reste à démontrer, qu'elle est essentiellement pratique. La formation des groupes naturels permet de réunir toutes les affections qui découlent d'une même origine, si bien que les caractères généraux d'une famille une fois connus, on peut en faire l'application à chacune des espèces qui la composent, pour en déduire, chose essentielle avant tout, le pronostic et le traitement. Nous abandonnerons donc le travail du naturaliste qui ne songe qu'à décrire et à classer les individus soumis à son observation, pour celui du médecin qui ne recherche dans les méthodes nosologiques qu'un moyen d'arriver par une voie plus sûre et plus rapide à une thérapeutique rationnelle et certaine. A mesure que nous avancerons dans l'étude dermatologique, nous espérons vous convaincre des avantages que réunit cette manière de comprendre les maladies de la peau. Vous pourrez voir, en effet, que ces affections sont souvent associées à d'autres désordres organiques ou fonctionnels, de telle sorte qu'en bornant son observation aux lésions externes, comme l'avaient fait les partisans de l'école anglaise, on ne voit souvent qu'une partie de la maladie. En rapportant au contraire, lorsqu'il y a lieu, les lésions de la peau à des vices constitutionnels, nous élargissons le champ de l'observation, nous cessons de considérer la dermatologie comme une spécialité, nous la faisons rentrer dans les lois communes de la pathologie, et surtout, nous plaçant au point de vue pratique, nous arrivons à des principes féconds en applications thérapeutiques.

Peu importe au médecin de reconnaître que telle affection de la peau est vésiculeuse ou pustuleuse; l'essentiel pour lui est de savoir que telle éruption donnée est ici sous l'influence de la scrofule, là de la syphilis, plus loin liée à la présence d'un parasite, afin qu'il institue un traitement qui sera efficace parce qu'il sera basé sur la nature de la maladie. Nous connaissons très bien tous les détails graphiques des maladies de la peau, mais nous ne sommes plus aussi avancés lorsqu'il s'agit de remonter à la cause et à l'origine de certaines affections. C'est donc à élucider ces parties encore obscures que consiste aujourd'hui le vrai progrès en dermatologie. Nous aurons d'ailleurs à revenir sur ces différentes questions dans les leçons suivantes, que nous comptons consacrer à l'histoire des *dartres*, maladies qui occupent une place importante dans la pathologie cutanée.

CHAPITRE II.

DES DARTRES EN GÉNÉRAL.

---

§ 1. — Caractères généraux des dartres.

Après vous avoir indiqué notre manière d'envisager les maladies de la peau, et vous avoir expliqué les bases de la méthode que nous avons adoptée pour leur classification et leur étude, nous voulons exposer l'histoire complète et détaillée des affections qui rentrent dans le groupe naturel des dartres. Toutefois, avant d'entrer dans l'exposition de chacun des genres et des espèces qui composent cette famille, il est bon, croyons-nous, de donner quelques notions générales sur les maladies dartreuses, de signaler les raisons qui nous ont décidé à les réunir en un seul groupe morbide, et d'insister sur certains caractères communs à toutes les affections herpétiques; leur connaissance simplifiera singulièrement l'étude des différents genres qui composent cette grande classe.

Un mot d'abord sur le terme dont nous nous servons: le mot *dartre*, synonyme du mot grec et latin *herpès*, est une vieille expression française, qui servait à désigner indistinctement toutes les affections cutanées qui avaient de la tendance à se perpétuer, à s'étendre ou à se généraliser. C'est dans ce sens que nous le retrouvons dans tous les anciens ouvrages, à une époque où on résumait toute la pathologie cutanée dans les dartres et les teignes, suivant que la lésion siégeait sur un point quelconque de la peau ou sur le cuir chevelu. L'école anglaise dut faire bon marché d'une semblable division : en même temps qu'elle cherchait à déterminer la lésion élémentaire caractéristique de chaque maladie, elle s'efforça de préciser les expressions ; si bien qu'en détruisant dans l'étude des maladies de la peau l'idée de nature pour lui substituer uniquement la description des caractères graphiques, elle s'empressa de rayer de son cadre les affections herpétiques et de son vocabulaire le mot *dartre* auquel les pathologistes de l'école de Willan ne conservèrent pendant de longues années que le triste privilége du ridicule.

Ce terme est cependant resté dans la langue générale parmi les gens du monde, et même dans l'esprit de quelques vieux médecins, comme l'expression d'une maladie durable, dont l'accroissement est continu, la guérison difficile, et dont l'origine se lie à un vice diathésique ou héréditaire. Alibert le conserva et lui donna place dans sa nomenclature ; mais le peu de succès de sa classification rapidement oubliée nous a forcé à le reprendre dans le langage du monde, pour lui restituer cette place qu'il n'aurait jamais dû perdre dans la nosologie cutanée.

Au mot dartre se rattache donc l'idée d'un vice radical, constitutionnel, d'une altération générale de l'économie, d'une modification toute particulière de l'organisme, qui se traduisent par des éruptions sur les membranes cutanée et muqueuse. Tel est le sens que M. Bazin et moi donnons à ce mot, et c'est du groupe d'affections qui dérivent de ce principe morbide que nous allons vous entretenir aujourd'hui. Nous nous bornerons à vous en indiquer les caractères généraux unanimement admis par les médecins de notre école, en remettant à plus tard l'histoire de chaque variété et l'examen des détails qui différencient en certains points nos doctrines de celles de notre éminent collègue.

Les dartres offrent des caractères parfaitement tranchés; aussi, pour éviter les reproches adressés à juste titre aux dénominations et aux descriptions des anciens médecins, allons-nous tout d'abord passer ces caractères en revue, après avoir toutefois défini les dartres ainsi qu'il suit.

Les dartres sont des affections de la peau constituées par des lésions élémentaires diverses, disposées à s'étendre au delà de leur siége primitif, tendant à récidiver, affectant une marche habituellement chronique, excitant un sentiment de cuisson ou de prurit, ne laissant jamais de cicatrices, non contagieuses, et susceptibles de se transmettre par voie d'hérédité.

Les lésions élémentaires qui caractérisent les maladies dartreuses sont multiples; on rencontre indifféremment la vésicule, la pustule, la squame, la papule, etc., fait sur lequel nous attirons l'attention; il est même rare de trouver une manifestation herpétique sans l'association intime de plusieurs de ces éléments. L'eczéma, cette éruption dartreuse par excellence, nous en offre un bel exemple, et, pour peu qu'on le suive dans ses diverses périodes, on le voit se caractériser successivement par des vésicules, des pustules, des squames et parfois même des papules. Ce mélange est la règle, et les cas où, comme dans le psoriasis, l'élément anatomique est unique et constant, sont les moins communs.

Les dartres ne sont point contagieuses. C'est là un caractère essentiel de l'éruption herpétique, caractère qui suffit à lui seul pour éliminer une grande classe de dermatoses qu'on leur avait jusqu'à notre époque intimement unie; nous voulons parler des affections parasitaires, dont l'aspect extérieur est si rapproché de celui des dartres, que l'une des lésions le plus étroitement liées à l'existence du parasite, l'herpès circiné, est longtemps demeurée pour beaucoup de gens un type de la dartre. Ces affections parasitaires trouvent dans la contagion la pierre de touche qui spécifie leur véritable nature et indique le seul traitement qui leur soit efficace. Il est dès lors inutile de séquestrer les dartreux et de les isoler des personnes saines, ainsi que le nécessiterait l'opinion de la contagion émise par plusieurs médecins. Non, les dartres ne sont jamais contagieuses, nous le répétons avec intention, car dans un ouvrage encore récent nous trouvons la description d'un lichen et d'un impétigo contagieux dont nous ne pouvons expliquer l'existence qu'à l'aide d'une erreur de diagnostic ; l'auteur dont nous parlons, M. Devergie, a en effet admis au rang des dartres des éruptions symptomatiques de la présence de parasites qui n'étaient autres que l'acare de la gale et le tricophyton de l'herpès. Alibert lui-même a discuté cette question : il fit des expériences, reconnut l'innocuité du contact des dartres, et ses travaux ont trouvé leur confirmation dans les résultats de l'examen approfondi que plusieurs médecins ont, depuis cette époque, fait subir à ce point de la pathologie cutanée.

Un autre caractère des dartres, c'est leur tendance à s'étendre, à s'accroître, soit par une simple et naturelle extension de la lésion déjà existante, soit par l'apparition de nouvelles manifestations morbides en différentes parties du corps. Cette aggravation résulte tantôt d'une excitation générale de toute l'économie, tantôt d'une irritation portée sur un point de la peau par une cause étrangère, telle que l'action d'une pommade excitante ou d'une graisse rance, etc. Cette tendance est un caractère habituel des dartres, toutefois, il est moins absolu que celui de la non-contagion. Il arrive, en effet, que certaines affections herpétiques se localisent, parcourent leurs périodes sur place sans gagner en surface et sans multiplier le nombre des points malades. C'est précisément à cette propriété que possèdent certaines éruptions de n'occuper que des points très circonscrits, que M. Bazin rattache le caractère arthritique d'affections que nous croyons actuellement encore de nature dartreuse. Il est également digne de remarque que les dartres affectent une disposition symétrique ; elles envahissent à la fois les deux pieds, les deux mains, les membres inférieurs ou supérieurs, et, malgré les exceptions, ce sont là autant d'indices qu'on ne saurait négliger, quand il s'agit de résoudre un diagnostic difficile.

Le siége des éruptions dartreuses n'a rien de précis, sauf dans quelques variétés, telles que le psoriasis, où il acquiert, en raison de sa constance dans les mêmes régions, une haute importance. Il est rare de voir les manifestations herpétiques envahir toute la surface du corps ; il reste toujours quelque partie à découvert, et ce défaut de généralisation absolue devient un précieux moyen de diagnostic dans quelques cas embarrassants où le doute existe entre deux maladies ordinairement dissemblables, mais dont les caractères se trouvent momentanément confondus : c'est ainsi qu'on peut reconnaître d'emblée un eczéma généralisé parvenu à sa période de desquamation et qui, malgré son étendue, ne couvre jamais l'universalité du corps, et le distinguer d'un pemphigus foliacé qui siége sur toute la surface cutanée.

Les démangeaisons sont encore un des phénomènes qui se lient le plus intimement à l'existence des dartres et en sont un des symptômes caractéristiques. Elle sont rarement continues, elles subissent ordinairement des exacerbations le soir, le matin, aux changements de temps, et cette dernière condition exerce une telle influence sur certains prurits, que M. Bazin n'a point hésité à en faire un des caractères de ses affections arthritiques. La sensation qu'éprouve le malade varie d'un sentiment de cuisson à celui de la véritable démangeaison qui appelle le grattage et en reçoit un soulagement momentané.

Par l'excitation nerveuse et l'irritation qu'il provoque, le prurit est une des complications les plus fâcheuses des dartres ; outre le malaise, l'insomnie et les souffrances qui en résultent, il aggrave l'état local et prolonge la durée de l'affection dans les points où elle s'est déjà manifestée. Le degré et l'intensité des démangeaisons n'ont du reste rien de fixe. Ils varient beaucoup, et ces oscillations sont peut-être moins soumises à la nature élémentaire de l'éruption qu'au tempérament et à l'état général des malades affectés : chez les sujets nerveux, le prurit atteint rapidement les extrêmes limites ; chez les scrofuleux, chez les lymphatiques, chez les individus affaiblis, la réaction est moins intense, la sensibilité plus emoussée, et la même lésion ne se manifeste plus que par des démangeaisons fort supportables. Nous ne saurions donc, à l'exemple de M. Bazin, voir dans la faiblesse ou l'intensité du prurit un caractère distinctif des éruptions dartreuses et scrofuleuses ; pour nous, cette variété ne repose point sur une distinction de nature, mais uniquement sur la qualité du sujet, sur son plus ou moins de susceptibilité et d'excitabilité, sur l'énergie de la réaction nerveuse, et pour tout dire, nous faisons de cette différence une question de terrain totalement indépendante de la maladie qui s'y est développée.

Il est rare que les éruptions dartreuses éveillent une réaction générale et fébrile. A l'exception de quelques cas où la manifestation cutanée s'opère avec une grande acuité, la poussée dartreuse n'imprime aucun trouble à la santé du sujet. Encore dans cette dernière catégorie de faits, ne s'agit-il le plus souvent que d'un léger malaise fébrile, de quelques troubles fugaces des fonctions digestives dont il est aisé de débarrasser le malade. Exceptons toutefois certaines manifestations de la dartre qui, en amenant une sécrétion considérable de sérosité ou même une production toujours renouvelée de squames épidermiques, causent un épuisement progressif. Toutefois ces cas sont exceptionnels, car il est de remarque que les dartreux jouissent habituellement d'une bonne santé générale, que leurs fonctions s'exercent dans toute leur plénitude, et que parmi celles-ci les fonctions de la nutrition sont, malgré la maigreur habituelle des sujets, plutôt exagérées que diminuées.

La marche des éruptions herpétiques est chronique; plus rarement elles se montrent à l'état aigu, et leur durée varie ordinairement de quelques semaines à des années. Elles disparaissent pour reparaître souvent un peu plus tard, et ce qu'il nous importe surtout de noter, c'est que, malgré les ulcérations parfois assez profondes qui caractérisent certaines formes de la dartre, il ne se forme jamais de cicatrices. Nous appelons l'attention sur ce fait curieux, qui est un caractère pathognomonique des dartres suffisant pour trancher toute hésitation dans le diagnostic entre ces affections et les scrofulides ou les syphilides tardives; tandis que dans les éruptions qui dépendent de la scrofule, la cicatrice gaufrée, réticulée, déprimée ou saillante est une conséquence inévitable, voire même des lésions qui n'ont amené aucune ulcération, la guérison sans traces appréciables d'ulcérations même étendues est constante dans les affections de nature herpétique. Nous ne pouvons citer à cette loi qu'une exception: ce sont les macules pigmentaires qui succèdent à l'eczéma des jambes; encore est-il bon de remarquer que cet eczéma est presque toujours lié à des varices, qu'il prend rapidement les caractères de l'ulcère variqueux, et que, par suite, les traces auxquelles nous faisons allusion sont les indices d'un ulcère variqueux cicatrisé, bien plutôt qu'elles ne révèlent l'existence antérieure d'un eczéma guéri.

Après une série de guérisons et de récidives, l'affection, qui à chaque rechute a revêtu des caractères de plus en plus marqués de chronicité, finit souvent par devenir permanente; elle prend droit de domicile chez le malade, se montre réfractaire à toute médication et même quelquefois aboutit au marasme, en raison de l'affaiblissement que produisent la déperdition permanente des sécrétions morbides exagérées, le manque de repos et de sommeil, et l'état de surexcitation constante du système nerveux.

Un dernier caractère des dartres est la transmissibilité héréditaire. Niée par les médecins qui n'ont pu les observer que dans les hôpitaux, chez des malades fort peu soigneux de leur santé, habitués à ne tenir aucun compte de leurs indispositions et à n'en garder aucun souvenir tant qu'elles n'ont point mis obstacle à leur travail, chez des sujets qui peuvent à peine faire connaître leurs propres antécédents, qui ignorent à plus forte raison les maladies et les infirmités de divers membres de leur famille, cette transmissibilité est admise aujourd'hui par tous ceux qui ont suivi de près leurs malades et recueilli à bonne source auprès de gens intelligents tous les renseignements nécessaires en pareille circonstance. Dans la majorité des cas, la transmission porte sur la même affection, et telle famille est vouée à l'eczéma comme telle autre le sera au psoriasis. Il en est de même des récidives multiples sur le même individu; une fois que l'affection s'est manifestée sous une certaine forme, elle reparaît sous cette même forme, mais cette loi, aussi bien que celle de la transmission héréditaire, souffre quelques exceptions.

A ces caractères de l'éruption herpétique cutanée, nous en joindrons quelques autres qui compléteront nos généralités sur les dartres. En première ligne, nous ferons remarquer que *le tégument externe n'est point*, tant s'en faut, *le siége unique de leurs manifestations*. Les membranes muqueuses en sont très souvent atteintes, et la dartre s'y développe par deux procédés : ou bien elle n'est qu'une extension de la lésion qui a son siége primitif sur la peau, et nous en trouvons de nombreux exemples dans l'ophthalmie eczémateuse des enfants, dans la propagation au gland, au vagin, au col utérin, d'éruptions dartreuses du périnée, dans les écoulements herpétiques du col, les fissures eczémateuses de l'anus qui guérissent par la simple application de topiques, etc.; ou bien l'affection herpétique se déclare d'emblée sur la muqueuse dont la structure offre avec la peau assez d'analogie pour expliquer cette anomalie apparente. Telle est l'origine de l'angine granuleuse herpétique, des gastralgies, et nous dirons même parfois des gastrites, des bronchites, des catarrhes, de l'asthme dartreux, etc. L'influence de la dartre sur la cause première de ces affections explique les succès nombreux qu'on a retirés de la médication arsenicale dans certaines variétés d'asthme et de gastralgies rebelles, dont les guérisons ainsi obtenues concourent à leur tour à démontrer la nature herpétique de ces affections.

Ces lésions et des désordres d'autre nature alternent parfois avec les manifestations cutanées de la dartre, ou se développent concurremment avec elles; leur étude nous conduit à l'hypothèse si importante pour le traitement et si diversement appréciée de la répercussion des dartres. Sans vouloir invoquer les nombreux arguments apportés pour et contre cette opinion, nous dirons que de notre expérience il résulte pour nous que les lésions de la peau sont le plus souvent concomitantes avec celles des muqueuses et des viscères ; que par suite il n'y a ni alternance, ni aucun rapport de causalité entre ces deux ordres de phénomènes qui ne reconnaissent d'autre lien de parenté que leur communauté d'origine. La diathèse dartreuse, du moment où elle existe chez un sujet, agit à la fois sur toutes les parties de son organisme ; elle peut donc manifester ses effets aussi bien sur les organes internes et les muqueuses que sur la peau, de telle sorte que ces diverses lésions, indépendantes les unes des autres, n'ont de commun que leur cause, le vice dartreux. Nous avons cependant vu des malades chez lesquels il était impossible de guérir la manifestation extérieure de la dartre sans voir surgir aussitôt des accidents graves du côté des organes profonds. Ces exemples, quoique rares, sont authentiques, et c'est dans de pareils cas que nous croyons devoir respecter les éruptions cutanées. Si toutefois il était urgent d'en débarrasser le malade, nous conseillons de recourir à l'application d'exutoires à demeure, dont nous avons toujours obtenu de bons résultats en semblable circonstance.

Il nous faut encore appeler l'attention sur ce que nous croyons être une dernière manifestation des affections dartreuses, plus grave encore que les précédentes ; c'est le *cancer*. Nous sommes loin de nier l'existence de cette terrible maladie en dehors de l'herpétisme, mais tout en faisant la part des lésions cancéreuses qui n'ont rien à revoir avec le vice dartreux, nous croyons, et ceci est le résultat de l'observation, que le cancer est assez souvent lié à la dartre, dépend de cette diathèse, n'en est qu'une manifestation ultime, et que par suite les dartreux sont éminemment sujets à cette affection. Ce sont les faits qui ont fait naître en nous cette opinion, et ce n'est nullement à l'appui d'une idée préconçue que nous avons collectionné des exemples. Notre pratique personnelle est riche en observations de ce genre, et la forme de ces leçons cliniques ne nous permettant pas de les énumérer, nous nous bornerons à citer l'histoire de quatre malades de notre clientèle que nous avons eu l'occasion d'observer depuis un an. Nous ferons en même temps remarquer que chez ces sujets il n'y a point eu répercussion de la dartre, mais coïncidence de la manifestation cutanée et de la manifestation viscérale.

Le premier fait se rapporte à une dame de quarante-huit ans, à laquelle nous avons donné des soins en 1858 pour un eczéma rebelle de l'oreille droite. Cette affection guérit, et en février 1850, cette dame revint nous consulter pour une nouvelle éruption d'eczéma survenue à un degré léger à l'oreille et à la paupière gauches, en même temps que pour une tumeur au sein droit dont elle avait reconnu l'existence depuis quelque temps. Cette tumeur, que nous n'avons pas besoin de décrire ici, nous présenta tous les caractères d'un cancer, diagnostic confirmé d'ailleurs par M. Nélaton. En effet, la maladie se développa rapidement, des ulcérations survinrent, des phénomènes généraux apparurent peu à peu, et la malade succomba aux progrès de l'affection cancéreuse le 8 octobre 1860.

La seconde observation se rapporte à un homme âgé de soixante-quatre ans, que nous soignâmes en 1854 pour un eczéma très grave, très ancien, très étendu des extrémités inférieures. A la suite d'un traitement par les purgatifs, les préparations arsenicales, les bains, les topiques émollients, l'eczéma guérit. En juillet 1860, le malade nous fit appeler de nouveau pour une affection de l'estomac que nous dûmes rapporter à un cancer. Plus tard les symptômes se dessinèrent complétement, et le malade succomba le 14 mars 1861. Pendant cette dernière maladie, outre les symptômes propres à l'affection cancéreuse, il présenta encore une éruption eczémateuse légère aux bourses et à quelques points limités des extrémités inférieures.

Dernièrement encore, mon collègue M. A. Richard enlevait une tumeur de nature cancéreuse au sein droit d'une femme de quarante-huit ans, à laquelle nous avions donné des soins en 1858 pour un eczéma très étendue et très ancien du cuir chevelu et de la face. L'opération réussit, et la malade est aujourd'hui et jusqu'à présent guérie, sauf un pityriasis léger du cuir chevelu, qui s'était développé quelque temps avant l'opération.

A ces trois faits très positifs, nous pourrions encore en joindre un quatrième. Il s'agit d'un malade traité par nous en 1856, pour un eczéma presque généralisé et qui fut guéri à la suite d'une saison aux eaux de Saint-Gervais. Il est revenu nous voir il y a peu de jours, se plaignant de dyspepsie, de vomissements continuels des aliments solides, et présentant depuis un mois, avec ces symptômes, un amaigrissement et un affaiblissement considérables. Quoiqu'il n'existe pas encore de vomissements noirs caractéristiques ni de tumeur épigastrique, la dyspepsie, les vomissements de matières alimentaires, l'amaigrissement aussi sensible, ne sont-ils pas autant de raisons de penser à l'existence d'un cancer chez un homme de soixante-quatre ans, n'ayant d'ailleurs jamais eu de troubles gastriques ?

De l'ensemble de ces considérations il nous semble difficile de conclure à autre chose qu'à l'existence d'un principe morbide dont les diverses éruptions cutanées ou muqueuses ne sont que des manifestations. Ce principe, que nous nommerons indifféremment vice dartreux ou diathèse dartreuse, ne peut être nié en face des récidives fatales des éruptions, en présence des faits qui prouvent l'extension de ces éruptions aux muqueuses, et surtout devant les exemples si nombreux de transmission héréditaire des maladies herpétiques. Au reste, en nous servant du mot *diathèse*, nous n'y attachons point un sens autre que celui de disposition morbide générale en vertu de laquelle se développent chez le même individu des affections qui peuvent différer sous le rapport des formes, mais qui se ressemblent par la communauté d'origine et de nature. Nous n'établissons d'ailleurs aucune distinction entre les mots diathèse et maladie constitutionnelle.

Le *diagnostic* des affections dartreuses est chose aisée ; le plus souvent il suffit d'invoquer les caractères que nous avons déjà signalés, et dont l'ensemble différencie les diverses manifestations de la dartre de toutes les autres maladies de l'enveloppe cutanée. Nous signalerons seulement pour l'instant ceux dont l'importance est telle, que leur seule présence permet de distinguer les dartres des affections parasitaires, des scrofulides et des syphilides, avec lesquelles on pourrait surtout les confondre.

Parmi les caractères objectifs, la couleur et la disposition de l'éruption tiennent la première place. Ainsi que nous venons de le dire, les manifestations herpétiques sont diffuses, mal localisées, sans limites bien précises, et cette irrégularité dans leurs contours, leur étendue et leur mode d'extension, est un signe plus que suffisant pour trancher le diagnostic entre les maladies dartreuses et quelques affections parasitaires. Qu'on se souvienne des limites arrondies et parfaitement régulières des plaques d'herpès circiné, de leur aspect nummulaire, de leur progression centrifuge, et ce seul caractère suffira pour spécifier leur nature. Qu'il reste encore quelque doute, et le médecin mis sur la voie par le simple examen de la lésion ne manquera point de rechercher dans l'étude microscopique la confirmation de son diagnostic. De même le groupement circulaire, en fer à cheval, en croissant, des divers eléments pustuleux ou papuleux qui composent une éruption, fera substituer à l'idée de la dartre celle de la syphilis. Qu'on y joigne une couleur spéciale, d'un rouge sombre, ainsi que l'absence de démangeaison, et on aura les principaux signes qui différencient les herpétides des syphilides.

Le prurit avec ses diverses modifications est en effet

parmi les signes subjectifs des maladies dartreuses, celui qui éclaire du plus grand jour les éruptions dont l'aspect douteux laisse le médecin osciller entre la dartre et la syphilis. Son importance est telle que, en présence d'un malade chez lequel se reconnaissent tous les caractères d'une affection syphilitique, on devra, s'il existe des démangeaisons fatigantes, rechercher sans hésiter les complications qui leur donnent naissance ; on trouvera habituellement l'explication de ces phénomènes nerveux dans la présence de quelque lésion coïncidante parfaitement indépendante de l'éruption syphilitique et de sa diathèse génératrice. C'est ainsi qu'il nous est arrivé en mainte occasion de saisir chez des syphilitiques la cause d'un prurit pénible dans l'existence concomitante de la gale, d'un urticaire nocturne, etc.

Les démangeaisons inhérentes aux affections dartreuses ne se bornent point à mettre hors de cause les syphilides ; elles éloignent tout aussi sûrement l'idée des éruptions symptomatiques de la scrofule. Mais en outre de ce caractère négatif, en outre de leur coloration violacée particulière, les manifestations cutanées, scrofuleuses, se différencient des dartres par une altération qui leur est propre et qu'on ne rencontre jamais dans les maladies herpétiques : nous voulons parler des cicatrices blanches, réticulées, enfoncées ou en saillie, comme kéloïdiennes, rappelant les cicatrices de brûlures, stigmates indélébiles qui succèdent aux affections scrofuleuses alors même qu'il n'a point existé d'ulcération, caractère important qui ne permet en aucun cas de confondre entre elles les éruptions qu'engendrent la scrofule et la diathèse dartreuse.

Tels sont les phénomènes les plus saillants auxquels nous distinguerons à première vue les lésions de la peau qui doivent rentrer dans le groupe naturel des dartres. Ils suffisent pour caractériser cette famille dont nous n'avons fait d'ailleurs qu'énumérer rapidement les signes généraux les plus importants. Nous nous bornons donc à ébaucher un diagnostic dont nous nous réservons de compléter les traits à mesure que nous étudierons les différentes éruptions qui concourent à former cette grande famille.

Le *pronostic* des éruptions dartreuses, en tant qu'éruptions, est ordinairement sans gravité ; après un traitement de quelques semaines ou de quelques mois l'affection disparaît le plus souvent sans laisser de trace, et le malade se croit à jamais délivré d'une lésion qui était pour lui une gêne plutôt qu'un danger. Malheureusement le médecin ne peut partager cette fausse sécurité ; il doit savoir que la guérison ne s'obtient dans la plupart des cas que sous condition de récidives, que ces récidives se rapprocheront, et que la durée des éruptions se prolongera à mesure qu'elles se répéteront et que le malade vieillira. En un mot, il faut se rappeler que dans la dartre, de même que dans les autres maladies constitutionnelles, on ne guérit que la manifestation morbide sans altérer la diathèse, qu'on ne modifie que la lésion locale sans pouvoir atteindre l'état constitutionnel qui la domine. Or, après une série de récidives, la maladie peut devenir permanente, et cette nouvelle source de déperditions et d'affaiblissement, établie chez un individu cachectique ou chez un vieillard, deviendra l'origine d'accidents graves dont la dartre sera, comme on le voit, la cause certaine quoique indirecte.

De plus, nous le savons, la dartre ne borne point ses effets aux altérations du tégument cutané ; les muqueuses offrent un terrain également favorable au développement de ses manifestations. Abstraction faite de la grave question de la répercussion, sur laquelle nous avons déjà expliqué notre pensée, la diathèse herpétique engendre des affections des différents appareils parmi lesquelles nous rappellerons l'angine glanduleuse, les catarrhes chroniques, l'asthme, etc. Cette propriété de l'herpétisme doit donc concourir à aggraver notablement le pronostic de ses éruptions, puisque celles-ci nous révèlent l'existence d'une diathèse qui maintient les malades sous l'imminence de tels accidents. Nous insisterons en second lieu sur le rapport trop réel que nous avons signalé entre les dartres et le cancer. Tout en reconnaissant que bon nombre de dartreux sont exempts de cette terrible affection, il n'en est pas moins vrai que le cancer est une manifestation assez fréquente de la diathèse herpétique, et qu'on ne saurait s'empêcher de s'alarmer sur l'avenir de certains sujets affectés d'éruptions dartreuses, alors surtout que ces malades (ainsi que nous l'ont prouvé de nombreux exemples dans notre pratique personnelle) ont vu succomber au cancer quelqu'un de leurs ascendants ou de leurs plus proches collatéraux.

En tête de l'*étiologie* de la dartre, nous placerons l'hérédité, et en elle se résume la seule cause première que nous puissions assigner à cette maladie, à ce principe inconnu qui modifie l'organisme du sujet et qui le prédispose à l'apparition d'accidents si nombreux, si graves, et si bien caractérisés. Autour de cette cause, qu'on ne peut guère apprécier que dans la clientèle civile, viennent se grouper plusieurs circonstances étrangères qui exercent une puissante action sur les manifestations de cette diathèse. Ce sont :

1° Les professions qui exposent le corps à une chaleur élevée et continue; tels sont les forgerons, les fondeurs, les boulangers. Celles qui mettent différentes parties en contact avec des poussières ou des substances liquides ou solides, âcres et irritantes : comme exemple, nous citerons les teinturiers, les raffineurs, les garçons de café, les épiciers. Celles qui soumettent à des veilles prolongées et habituelles; aussi rencontre-t-on un nombre proportionnel très considérable de maladies dartreuses parmi les personnes que la nature de leur emploi ou de leur travail oblige à passer fréquemment des nuits. Chez cette classe de malades on a vu plusieurs fois le simple changement de profession et le sommeil nocturne régulier suffire pour faire disparaître la manifestation cutanée.

2° Le mode d'alimentation joue dans l'histoire des manifestations herpétiques un rôle presque aussi important que les professions. L'usage de certains coquillages, de quelques poissons, notamment les poissons salés, des crustacés, tels que le homard, l'écrevisse, facilite l'apparition des éruptions dartreuses, et c'est sans doute une des causes qui les rendent si fréquentes parmi les populations qui habitent les bords de la mer. Il est également certains fruits qui jouissent des mêmes propriétés, et en première ligne nous citerons les fraises, qu'on ne saurait trop scrupuleusement défendre aux malades chez lesquels on soupçonne l'existence de la diathèse dartreuse. Enfin une nourriture trop azotée, trop animalisée, agit dans ce même sens, et nous en trouvons une preuve journalière dans cette sorte d'eczéma vulgairement désigné sous le nom de *gale de chien*, qui ne tarde point à atteindre ceux de ces animaux qu'on nourrit exclusivement avec de la viande.

3° Les excès en tous genre, et surtout ceux de veille, de boissons et de table favorisent l'apparition des éruptions dartreuses, et provoquent infailliblement leurs récidives.

4° Les excitations extérieures portées en un point quelconque du corps réveillent en quelque sorte la puissance latente de la diathèse, ou activent l'énergie de ses manifestations. Nous avons eu de bien nombreuses occasions de montrer des cas de la sorte dans notre service : chez un dartreux, une irritation locale devient le point de départ d'une manifestation herpétique; l'emploi d'une pommade excitante intempestivement appliquée suffit pour généraliser l'affection et pour lui imprimer un développement inattendu; une simple friction un peu énergique avec un liniment térébenthiné ou ammoniacal sur le trajet de douleurs névralgiques ou rhumatismales sera l'origine d'une éruption confluente qui, en dépit de la coïncidence du rhumatisme, n'aura pour nous rien d'arthritique. Elle ne sera, nous le répétons à dessein, qu'une manifestion de la diathèse dartreuse excitée par une irritation extérieure accidentelle, diathèse qui ne peut avoir avec le rhumatisme que de simples rapports de coïncidence.

Mais en terminant l'énumération des causes occasionnelles, ajoutons qu'elles ne développent la maladie qu'en sollicitant la manifestation d'une disposition particulière préexistante. Cette disposition dont nous parlons se révèle d'une manière bien évidente en effet dans l'examen de ce qui arrive relativement aux professions : voici, par exemple, plusieurs ouvriers, confiseurs ou teinturiers, etc., tous soumis aux mêmes influences, et cependant, parmi ces ouvriers, qui tous manient la même substance, il n'en est qu'un petit nombre qui ressentent l'influence pernicieuse de leur profession et qui voient se développer une affection cutanée ; ils se soumettent à un traitement et la maladie disparaît; mais s'ils s'exposent aux mêmes contacts, tôt ou tard la peau s'affectera de nouveau, tandis qu'ils verront autour d'eux leurs camarades que le mal n'aura jamais atteints, continuer à jouir de la même immunité. Ce que nous disons des professions, nous le dirons de même des aliments et des irritations externes au moyen de frictions et de pommades. Or, n'est-il pas naturel d'interpréter dans le sens d'un vice particulier cette singulière propriété que possèdent certains individus d'être atteints d'affections cutanées sous l'influence d'agents innocents pour d'autres? C'est précisément ce vice constitutionnel qui forme l'état morbide que nous avons nommé *diathèse dartreuse.*

Pour terminer ces généralités, nous avons encore à indiquer le *traitement*. Nous en puiserons les indications à la fois dans l'existence de la diathèse et dans la forme qu'ont affectée ses manifestations; double précepte que nous traduirons en disant qu'il faut traiter l'état général, mais tout d'abord enrayer la marche des phénomènes inflammatoires, résultat qu'on obtiendra par l'usage des antiphlogistiques locaux, des cataplasmes, des bains, des lotions émollientes, des dérivatifs, des tisanes rafraîchissantes et laxatives, des purgatifs.

A cette époque de l'éruption, défiez-vous surtout des pommades.

Il existe dans le monde un dangereux préjugé, fécond en insuccès et funeste à bien des malades, qui consiste à croire que toute lésion cutanée, toute éruption dartreuse, nécessite l'application d'une pommade ou d'un onguent. Détrompez-vous à cet égard : à la première période de ces affections, l'usage des corps gras, et plus encore des substances médicamenteuses, est nuisible; ce n'est que plus tard et longtemps après la disparition de toute inflammation aiguë qu'on en pourra tirer quelque profit, en les employant soit dans un but résolutif, soit dans un but substitutif.

Le cold-cream, l'huile d'amandes douces, la glycérine, l'onguent rosat, serviront d'excipient; citons encore l'axonge, quoique sa facilité à rancir doive la faire rejeter dans la grande majorité des cas.

On se servira de ces agents purs, ou en y incorporant diverses préparations médicamenteuses. Les plus usitées sont : les sels de mercure, base de la plupart des pommades secrètes (turbith minéral, protoiodure et biodure, sublimé, calomel, nitrate, etc.); le goudron, l'huile de cade, qui modifient énergiquement certaines variétés de dartres ; dans quelques rares circonstances le soufre, qu'on a le tort de prodiguer là où il n'a que faire ; enfin l'oxyde de zinc et l'acétate de plomb.

Tout en agissant ainsi sur l'état local, il faut songer à altérer en même temps l'état général, et à modifier, s'il est possible, la diathèse, cause première de l'éruption. Les deux modificateurs par excellence sont, en pareille occurrence, l'arsenic et le soufre.

Celui-ci, plutôt nuisible qu'utile dans ses applications externes, devient par l'usage interne un puissant altérant de l'économie ; il trouve à ce titre son indication non-seulement comme succédané de l'arsenic, pour combattre la diathèse dartreuse, mais encore comme puissant auxiliaire pour modifier l'élément scrofuleux qui complique si souvent les éruptions herpétiques. Celles-ci, liées essentiellement à la maladie constitutionnelle dartreuse qui peut seule les engendrer, trouvent cependant chez les sujets scrofuleux et débilités un terrain si favorable à leur développement, que le meilleur moyen de les atteindre est de commencer par changer la nature du sol où elles se sont implantées. C'est dans ce but que nous prescrivons chaque jour l'huile de foie de morue, les amers, le vin de gentiane, les bains sulfureux, réservant pour plus tard, s'il est besoin, les médicaments antiherpétiques proprement dits. Remarquons aussi que l'action de ces derniers, arsenic et soufre, est d'autant plus efficace qu'on a préalablement fait cesser toute inflammation des parties malades.

Il est encore quelques autres médicaments usités dans le traitement des maladies dartreuses, tels que la teinture de cantharides, les préparations de goudron, les sudorifiques et surtout les eaux minérales ; nous remettons à en parler à propos du traitement de chaque éruption en particulier.

Nous ne saurions toutefois terminer ces indications générales sans rappeler qu'il est un accessoire obligé de toute cette thérapeutique médicinale ; c'est l'hygiène, dont la bonne direction importe autant pour l'obtention d'une guérison que pour l'éloignement des récidives. Nous la résumerons en une seule phrase, en disant qu'elle consiste à éloigner toutes les causes occasionnelles que nous avons énumérées dans un des paragraphes de cette leçon, et notamment celles qui se rapportent aux habitudes, aux professions et à l'alimentation.

§ II. — Examen critique de la doctrine de l'arthritis et des maladies cutanées arthritiques.

Les caractères généraux que nous venons d'assigner aux dartres suffisent amplement pour spécifier ces affections et pour les grouper en une famille unique. Nous avons exposé ces caractères un peu succinctement peut-être, mais cependant avec des détails suffisants pour ne plus laisser aucun doute sur les qualités qui constituent à nos yeux une éruption herpétique. Nous n'aurions donc point à revenir sur ce sujet si, avant d'aborder la description de chacune des affections qui constituent ce groupe, il ne nous restait à discuter quelques opinions contraires aux nôtres, qu'il est de notre devoir d'examiner et de combattre. La famille des dartres, telle que nous la comprenons, n'est point encore, tant s'en faut, adoptée par la majorité des dermatologistes. Les uns, élèves de l'école anglaise de Willan et de l'école française de Biett, la nient ; un autre médecin, qu'ont mis en renom ses importants travaux sur les teignes et les maladies parasitaires végétales de l'enveloppe cutanée, tout en admettant l'herpétisme, restreint notablement le champ de ses manifestations.

Aux premiers, parmi lesquels se comptent nos honorables collègues de l'hôpital Saint-Louis, MM. Gibert, Devergie et Cazenave, la réponse est aisée ; elle se trouve implicitement contenue dans les pages précédentes, dont nous ne saurions l'extraire sans nous exposer à d'inutiles répétitions. Ces médecins ne voient dans l'affection de la peau qu'une altération toute locale, et qui ne se rattache en rien à un état constitutionnel antérieur ; pour eux, l'éruption qui se fait à la surface de la peau constitue toute la maladie, existe par elle-même, forme en quelque sorte une entité morbide indépendante de toute diathèse (la syphilis excepté), et ne reconnaît avec les autres maladies qui peuvent affecter l'organisme aucun lien de parenté, de causalité ni de communauté d'origine. Nos collègues admettent l'existence de l'éruption *per se* de même que celle d'une pneumonie, d'une encéphalite, d'une entérite qui surviennent accidentellement, sous l'influence du froid, d'une insolation prolongée ou d'une indigestion, sans que pour cela ces diverses inflammations aient rien de commun entre elles, ni qu'elles proviennent d'un état morbide antérieur de l'économie. C'est au même titre qu'ils assignent à chacune des affections cutanées une place distincte dans le cadre nosologique. C'est précisément cette doctrine que nous avons combattue jusqu'ici et que nous cherchons à renverser en groupant les lésions de la peau qui nous paraissent dépendre d'un vice général de l'économie en quatre familles naturelles : les affections parasitaires, les scrofulides, les syphilides et les dartres. Nous ne pourrions donc réfuter de nouveau les erreurs de la classification anatomique et des médecins purement localisateurs sans exposer une seconde fois les raisons qui nous ont fait admettre l'existence des diathèses, la division en familles suivant ces diathèses, et parmi celles-ci la famille des dartres, dont toutes les espèces dépendent de ce principe morbide que nous avons nommé vice herpétique ou dartreux.

Il ne nous reste donc plus à discuter ici que les opinions professées par un de nos excellents collègues et ami, M. Bazin, opinions émises avec une assurance que ne justifient pas suffisamment les preuves apportées à leur appui. Nous croyons donc utile d'exposer ici ses principes, de rechercher en quoi ils diffèrent des nôtres, et de montrer qu'en plus d'un point leur démonstration est encore trop incomplète pour entraîner la persuasion.

Comme nous, M. Bazin admet l'existence des dartres, et sous ce nom, il désigne des affections cutanées ou muqueuses qui répondent exactement à la description générale que nous en avons donnée. Adoptant l'expression dans toute l'exactitude du sens que nous lui avons assigné, il en restreint toutefois notablement l'étendue, en ce qu'il retranche de notre famille des dartres bon nombre d'éruptions, qu'il groupe avec quelques autres affections cutanées qui nous semblent purement accidentelles, pour en faire une famille à part. Ce groupe morbide ainsi édifié de toutes pièces, tant aux dépens des éruptions dartreuses que des éruptions accidentelles, a reçu la dénomination d'*arthritides*, et ne serait que l'expression d'une diathèse particulière de nature à la fois goutteuse ou rhumatismale, à laquelle M. Bazin a donné le nom d'*arthritis*. C'est à cette maladie constitutionnelle que notre collègue fait jouer un bien grand rôle dans l'histoire des affections qui se développent à diverses époques de la vie, et c'est à ses manifestations sur la peau, c'est-à-dire aux *éruptions arthritiques* ou *arthritides* qu'il assigne une des premières places dans la pathologie cutanée.

Or les arthritides, telles que les entend M. Bazin, existent-elles réellement? Nous en doutons fort; aussi est-ce à discuter cet intéressant sujet que nous allons consacrer les quelques pages qui vont suivre.

Et d'abord, qu'est-ce que l'arthritis et quels sont ses caractères? Pour répondre à cette question, nous ne saurions mieux faire que d'ouvrir l'ouvrage de notre collègue et de résumer en quelques lignes ses opinions et les signes pathognomoniques qu'il assigne à la famille des arthritides.

Admettant en pathologie plusieurs maladies constitutionnelles, maladies *totius substantiæ*, dont les effets peuvent se manifester à des époques diverses sous des formes variées et sur des points multiples de l'organisme, M. Bazin compte parmi elles l'*arthritis*, maladie non contagieuse, héréditaire, que caractérise la tendance à la production d'un produit morbide spécial, le *tophus*, de même que le tubercule ou le cancer caractérisent la diathèse tuberculeuse ou la diathèse cancéreuse. En outre, si nous en croyons la lecture de quelques chapitres du même auteur, l'arthritis produirait chez les sujets qui en sont atteints un ensemble de phénomènes suffisants pour lever tous les doutes sur la nature de la maladie, et pour imprimer au malade un cachet spécial et irrécusable. C'est ainsi que, en dehors des attaques de cette maladie qui reviendraient par accès et à époques variables, l'arthritique serait sujet à des migraines, à des troubles de la vue et de l'ouïe ; il serait habituellement constipé, et dans la majorité des cas, il serait affecté d'une transpiration exagérée de certaines régions, notamment des pieds, des mains, de la tête, des aisselles, des organes sexuels. Chez lui, la calvitie serait précoce. Quoique petit mangeur, il offrirait une tendance marquée à l'obésité, à des dilatations veineuses telles que les varices et les hémorrhoïdes ; il serait exposé à de fréquentes congestions faciales et céphaliques qui parfois peuvent aller jusqu'à l'hémorrhagie et causer l'épistaxis, l'apoplexie, etc. ; il ressentirait des douleurs erratiques ou localisées dans les muscles ou les articulations ; il serait doué d'une très grande impressionnabilité au froid et aux changements de température ; ses muscles atteindraient un grand développement ; sa stature serait assez élevée ; son caractère serait doux et facile ; enfin, et c'est le plus important pour nous, il *serait, comme le dartreux, soumis à des éruptions cutanées*, que M. Bazin suppose d'une nature spéciale, malgré leur analogie frappante avec celles qui dérivent de l'herpétisme (1).

Bien plus, les affections qui reconnaissent l'arthritis pour cause affecteraient, suivant le même médecin, une marche assez régulière et une époque d'apparition assez constante pour qu'il ait pu les diviser, à l'exemple des accidents syphilitiques, en périodes distinctes, dont nous résumerons l'histoire en quelques mots.

A la première période, la maladie se manifesterait parfois par des attaques légères de rhumatisme, par quelques affections fugaces de la peau, parmi lesquelles se remarqueraient différentes variétés d'érythèmes, l'urticaire, le zona, l'herpès, la fièvre bulleuse, les furoncles, certaines formes d'acné et d'eczéma, éruptions ayant pour caractères spéciaux d'être disséminées et généralisées. A la même époque et concurremment avec ces affections de la peau, M. Bazin signale des lésions des muqueuses : coryzas, ophthalmies, angines, et stomatites aphtheuses; enfin, des troubles viscéraux, tels que migraines, dyspnées, douleurs vagues.

La deuxième période se caractériserait par des attaques de goutte, de rhumatisme articulaire, des crampes, des contractures, des coryzas et des migraines tenaces, des dyspepsies avec pyrosis, des formications dans les membres, des congestions cérébrales répétées. Notons également un prurit localisé aux parties génitales, fréquem-

(1) Bazin, *Leçons sur les affections arthritiques et dartreuses*, § 2, p. 36 et suiv. Paris, 1860.

ment compliqué de pertes séminales, auquel M. Bazin attache une grande valeur diagnostique. Ces diverses lésions des muqueuses, des orifices naturels et des viscères alterneraient ou coïncideraient avec des éruptions cutanées beaucoup plus tenaces, plus rebelles et surtout plus localisées que celles de la première période.

A la troisième période, les affections articulaires se fixeraient et se généraliseraient, de manière à produire parfois des lésions d'une extrême gravité. Celles-ci pourraient cependant manquer en partie, mais leur absence amènerait l'aggravation des accidents cutanés et entraînerait l'apparition de désordres notables du côté des viscères.

Dans la quatrième et dernière période, existeraient de graves lésions organiques : les maladies chroniques du cœur reconnaîtraient tout spécialement l'origine arthritique ; les apoplexies cérébrales, l'asthme, les affections hépatiques, la cirrhose, les cancers du foie, de l'estomac, des ovaires, de l'utérus, la gastrite chronique, les dégénérescences et les lésions chroniques des reins, seraient les principales altérations qui prédomineraient dans ce dernier stade de l'arthritis.

Pour nous, qui n'avons ici d'autre but que d'étudier la pathologie cutanée, nous devons faire abstraction de toutes ces altérations et renoncer à discuter ces propriétés de l'arthritis, quelque intéressantes qu'elles soient et quelque étranges qu'elles paraissent. Notre examen doit se borner aux lésions que l'arthritis engendre à la peau, et pour faciliter au lecteur l'intelligence de notre discussion, nous devons tout d'abord rappeler les signes auxquels M. Bazin reconnaît l'origine arthritique des éruptions (1).

1° *Siége.*— Les arthritides siégent spécialement sur les parties découvertes, sur les parties riches en glandes sudorifères et sur les régions pileuses, telles que la face, le front, le cuir chevelu, le cou, la poitrine, les mains, les pieds, les bras, les parties génitales, les régions axillaires, ombilicales, et les mamelles au moment de la lactation.

2° *Forme.* — La forme est généralement arrondie, nummulaire, bien délimitée; l'arthritide n'envahit qu'une région très limitée, et si par hasard elle s'étend à une surface plus vaste, c'est par la réunion successive de plusieurs groupes d'abord distincts. Jamais elle ne se généralise comme les herpétides.

3° *Coloration.* — Elle est d'un rouge vineux, framboisé, résultat d'une dilatation variqueuse des capillaires qui peut aller jusqu'à la rupture et à la formation de petits foyers hémorrhagiques.

4° *Sécheresse.*— La sécrétion des parties malades est peu abondante, et quelquefois même elle est nulle. Des croûtes très minces et des squames recouvrent les parties lésées.

5° *Disposition des éléments éruptifs.*— Les arthritides se manifestent sous la forme de plaques éruptives isolées, bien séparées les unes des autres, sans tendance à se rejoindre ni à se confondre, sans propension à une extension continue et à un envahissement progressif des parties voisines, ainsi qu'on le remarque dans les herpétides.

(1) Bazin, *op. cit.*, p. 90 et suiv.

6° *Multiplicité et mélange des lésions élémentaires.* — C'est dans l'arthritis plus que dans toute autre maladie que se rencontrent ces formes éruptives, mélange d'éléments divers : lichen, pityriasis, eczéma (papules, squames, pustules, vésicules), qui ont conduit un willaniste actuel, M. Devergie, à instituer ses éruptions composées.

7° *Marche. Durée.* — Au début de la maladie, les arthritides ont une durée plus longue et une ténacité plus grande que les herpétides ; mais, tandis qu'elles disparaissent dans les périodes ultimes de la diathèse, on voit les herpétides devenir persistantes, couvrir une grande partie de la peau et coexister avec les affections viscérales. Les arthritides s'effacent donc à mesure que l'affection constitutionnelle parcourt ses périodes. Quand elles récidivent, et ce sont les cas les plus ordinaires, elles apparaissent sur les régions qui une première fois déjà leur avaient servi de siége. Cette récidive sur place doit s'opposer à la mobilité des dartres qui se reproduisent et se promènent sur toute la surface du corps.

8° *Distribution des affections.* — L'asymétrie est un caractère remarquable des arthritides. Tandis que les dartres se développent simultanément ou successivement sur des parties analogues, les arthritides se font remarquer par l'irrégularité de leur arrangement et leur apparition sur une seule main, un seul bras, une seule jambe, etc.

9° *Modification de la sensibilité cutanée.* — Dans l'herpétide on trouve le prurit franc à tous les degrés ; dans l'arthritide ce sentiment est rare et remplacé par des picotements, des cuissons, des élancements dans les parties affectées. Cependant on doit rapporter à l'arthritis le prurit des parties génitales indépendant de toute éruption.

A tous ces caractères que M. Bazin assigne aux éruptions qui dépendraient, selon lui, de sa prétendue diathèse arthritique, nous en ajouterons un autre, qu'il ne consigne point dans ses leçons, et qui cependant formerait, à notre avis, un critérium contre lequel viendraient tomber toutes les objections. Il s'agit du *traitement*. Réfractaires à l'usage des dérivatifs, des purgatifs, et surtout de l'arsenic, du soufre, de la teinture de cantharides, des reconstituants, les arthritides ne devraient céder qu'à l'emploi des alcalins et à l'usage de la thérapeutique spéciale dite anti-arthritique. A ce caractère, qui spécifie si bien les autres groupes morbides, qui limite si nettement les affections syphilitiques, scrofuleuses et dartreuses, nous attacherions une importance et une valeur supérieure à celle de tous les autres signes que nous venons d'énumérer; plus que tout autre argument, l'influence qu'exerce sur les arthritides la médication spéciale anti-arthritique, nous servira à juger définitivement de l'existence réelle ou de la fausse interprétation donnée à ces éruptions.

Telle est la doctrine de notre collègue M. Bazin, réduite à sa plus grande simplicité. Nous avons voulu tout d'abord en rappeler les points essentiels et les énumérer sans les altérer en rien par la discussion. Recherchons maintenant si elle ne présente point de nombreuses et naturelles objections qui viennent ébranler cet édifice si ingénieusement construit.

Existe-t-il en pathologie une maladie à laquelle on puisse donner le nom d'*arthritis?* Nous ne le croyons pas. Il y a bien, il est vrai, des états morbides généraux et divers qui se manifestent par les affections connues sous le nom de *goutte* et de *rhumatisme*, qui portent leur action sur les muscles, les articulations, etc. Mais dans le sens que M. Bazin attache à ce mot, avec l'extension qu'il donne à cette expression, nous le répétons, l'arthritis n'existe pas. Notre savant collègue a réuni sous une même dénomination deux maladies essentiellement distinctes : la goutte et le rhumatisme. L'un sévit principalement dans les classes laborieuses, chez les gens habitués à de rudes travaux, chez des malades souvent débilités par la misère et les privations ; il manifeste son action sur les articulations d'une façon tout autre que la goutte ; son influence se fait sentir d'emblée sur les viscères, sur les gros vaisseaux et sur les grandes séreuses. La goutte, au contraire, est en quelque sorte l'antithèse du rhumatisme: spéciale aux classes riches, aux gens qui vivent au milieu du luxe et de la bonne chère, aux malades qui offrent une sorte d'hypérémie, elle frappe surtout les petites articulations et se caractérise par la formation d'un produit pathognomonique calcaire, le tophus, qui ne se rencontre jamais dans le rhumatisme. L'écoulement d'un liquide fortement chargé de sels de chaux, à travers des excoriations péri-articulaires, la quantité exagérée de l'acide urique et des urates contenus dans l'urine, les congestions viscérales, et surtout celles qui se font vers le poumon et le cerveau, la tendance à l'obésité, ne permettent point de confondre la goutte et le rhumatisme. Il n'est point jusqu'aux affections cardiaques, si communes dans le rhumatisme qui ne manquent dans la goutte, où nous rencontrons, par contre, les concrétions calcaires des tuniques des artères. Le traitement enfin, pour le résumer en peu de mots, confirme cette distinction : dans un cas, il est essentiellement actif; dans l'autre, il se borne à l'observation des règles de l'hygiène.

Mais passons condamnation sur ce premier point, et admettons pour un instant l'existence de cette diathèse arthritique. Est-elle une cause d'éruptions cutanées? Tel est le problème que nous avons à résoudre. Il n'est pas d'élève qui, dans les hôpitaux, n'ait vu bon nombre de rhumatisants; a-t-il jamais observé d'arthritides? Malgré la loi de balancement timidement formulée par M. Bazin, cette absence constante d'un signe aussi manifeste de l'arthritis nous semble une objection d'une grande valeur. Cependant, en mettant encore toutes les choses au mieux et en supposant qu'on les ait laissé passer inaperçues, voyons au moins si les caractères qui leur sont assignés et que croit avoir observés M. Bazin sont aussi tranchés et aussi irréfutables que le prétend notre collègue.

Les indications que donne M. Bazin concernant le *siége* des arthritides sont, il faut l'avouer, assez élastiques, puisque, sauf le dos, le ventre et le segment moyen de la cuisse, il énumère toutes les régions du corps. Encore trouvons-nous, malgré le vague de cette localisation, plusieurs contradictions, soit dans les observations citées par lui (1), soit dans le texte même de son ouvrage, qui contient les phrases suivantes :

« Toutes les parties de la peau peuvent être le siége de l'urticaire arthritique (2). »

Et plus loin, parlant du *pityriasis rubra :* « Il se développe, dit-il, ordinairement sur la face, le cuir chevelu et le tronc, *très rarement* sur les membres. »

A propos de l'herpès arthritique, nous trouvons encore la phrase suivante : « L'herpès arthritique se manifeste sur toutes les parties du corps et plus particulièrement sur les lèvres, les joues, le cou, la poitrine et les bras ; mais il se développe aussi sur les membres inférieurs, le *tronc*, le prépuce, les grandes et les petites lèvres, le col de l'utérus...., de telle sorte que l'éruption occupe la plus grande partie de la peau dans l'espace d'un mois à six semaine (3). » — Voyez encore l'observation IX, où M. Bazin nous présente un pemphigus de nature arthritique qui se termina par la mort à une époque où les bulles avaient envahi toute la surface du corps et de la muqueuse buccale (4). — Joignons-y un psoriasis également arthritique cité quelques pages plus loin, où l'éruption, débutant par un point limité, ne tarda point à se généraliser (5) ; — et que ferons-nous dès lors de cette proposition : « l'arthritide ne se généralise jamais » ? L'examen de tels faits ne

(1) Obs. IV, p. 338 ; obs. VIII, p. 344.
(2) *Loc. cit.*, p. 106.
(3) *Loc. cit.*, p. 202.
(4) *Loc. cit.*, obs. IX, p. 347
(5) *Loc. cit.*, obs. XI, p. 354.

nous amènerait-il point à reconnaître deux sortes d'éruptions arthritiques, l'une se développant sur des points électifs limités, l'autre occupant toute la surface du corps? Si bien que nous ne pouvons plus tirer aucun caractère positif du siége de l'affection, et qu'on serait presque en droit, en se basant uniquement sur ce signe, de multiplier les espèces, et de créer deux variétés distinctes avec les différentes manifestations de la même maladie. Ceci, il faut l'avouer, devient plus que de l'obscurité.

Quant à la *forme* nummulaire et arrondie, on ne peut y voir un caractère pathognomonique de l'arthritide, puisque cette forme se rencontre dans mainte affection de toute autre nature. On la trouve dans les maladies parasitaires si bien délimitées, que quelques-unes ont reçu le nom de circinées; elle existe dans le pityriasis dartreux, et nous en avons rencontré de beaux exemples chez des sujets qui n'offraient aucun antécédent ni aucun caractère arthritique. On retrouvera ce mode de groupement dans le psoriasis circiné ou lèpre vulgaire, et cette forme de développement existe également dans le psoriasis guttata et dans quelques autres variétés de dartres. Du reste, pour nous en tenir à la lettre, ouvrons l'ouvrage de M. Bazin, et nous y trouverons l'observation d'un psoriasis dartreux totalement défavorable à la doctrine que défend cet auteur : « Sur la partie postérieure du bras gauche, dit-il, existe une plaque rouge arrondie;.... plus bas, sur la partie externe de la cuisse gauche, on trouve une plaque arrondie (1). »—A la page suivante, on lit la description

(1) Obs. XIX, p. 362.

d'un autre psoriasis également herpétique, par laquelle nous apprenons que la poitrine et le dos du malade offraient des « cercles complets et incomplets. »

En présence des faits positifs qui nous révèlent, de l'aveu même de M. Bazin, l'existence de la forme nummulaire et circinée aussi bien dans les affections dartreuses que dans les éruptions arthritiques, de même que son absence fréquente dans les manifestations cutanées de cette dernière espèce, nous ne pouvons plus accorder qu'une bien minime valeur à un caractère aussi incertain.

Nous serons moins sévère en ce qui concerne la *coloration* des arthritides. Elles offrent, en effet, dans certains cas une teinte violacée assez bien caractérisée ; nous citerons surtout l'érythème noueux, l'une des rares affections cutanées qu'on pourrait, à la rigueur, rattacher au rhumatisme. Notons toutefois que cette couleur n'appartient point uniquement à cette classe de lésions, et qu'elle est le propre d'un groupe beaucoup plus important et plus légitime, celui des scrofulides.

La *nature des produits excrétés* ne saurait guère mieux nous guider dans notre diagnostic. M. Bazin nous parle de la sécheresse des éruptions; mais quel psoriasis arthritique ou dartreux est jamais humide ? quel eczéma arrivé à sa troisième période n'est desséché et recouvert de squames ? Ira-t-on fonder une opinion sur un signe aussi inconstant et d'une appréciation si délicate ?

La *multiplicité des lésions élémentaires* ne forme point un caractère plus particulier de l'arthritisme que de la dartre et de la syphilis. Ce mélange et cette multiplicité existent, il est vrai, dans ce que M. Bazin a décrit sous le nom d'arthritides ; mais ne voyons-nous pas chaque jour les vésicules d'un eczéma dartreux type se mêler aux pustules de l'impétigo, s'accroître et simuler la bulle, ou enfin se confondre pêle-mêle avec les papules du lichen ? Que de fois les taches exanthématiques de la roséole syphilitique ne se compliquent-elles pas d'une éruption papuleuse ! que de fois encore les papules ne se recouvrent-elles pas de squames ! Ce mélange existe donc réellement, rien même n'est plus fréquent; mais on le rencontre dans la syphylis et dans la dartre comme dans l'arthritis, si bien que nous ne saurions à aucun titre y voir un caractère spécifique des éruptions symptomatiques de cette dernière diathèse.

Quant à la marche et à la durée des arthritides, nous n'avons rien à en dire, puisque M. Bazin n'en déduit aucune conclusion importante ; pourtant il est un point que nous ne saurions passer sous silence : c'est la *récidive*, qui, d'après notre savant collègue, aurait toujours lieu à la même place, et constituerait ainsi un caractère différentiel important entre la dartre et l'arthritis. Pour ruiner cette assertion, nous n'avons qu'à user des armes que nous fournit M. Bazin, et à retourner une fois encore aux observations qui servent à appuyer les lois qu'il a voulu formuler : nous y trouverons l'histoire d'un psoriasis qui siége sur un avant-bras, et récidive sur les deux avant-bras et sur le dos des mains (1). Tournons quelques feuillets, relisons l'histoire d'un autre fait que nous avons déjà eu l'occasion de citer (2), et jugeons par

(1) *Loc. cit.*, obs. XI, p. 351.
(2) Obs. IX, p. 347.

nous-mêmes de la valeur et de la constance des récidives sur place.

L'*asymétrie* des éruptions arthritiques n'est nullement mieux prouvée que les caractères précédents; outre que nous la retrouvons souvent dans les maladies franchement dartreuses, elle manque dans quelques cas donnés comme types d'arthritisme, et nous n'en voulons pour preuve qu'un eczéma signalé comme arthritique par M. Bazin, dans lequel le malade offre une plaque sur chaque joue, ce qu'on ne saurait attribuer à la malheureuse coïncidence d'une éruption accidentelle, puisque ces deux plaques s'accroissent, marchent régulièrement, et qu'au bout d'un mois elles forment deux surfaces arrondies de la largeur d'une pièce de 5 francs, couvertes de croûtes jaunes, épaisses et rugueuses (1).

L'*absence de prurit*, auquel M. Bazin substitue un sentiment de cuisson, de picotements et d'élancements, a moins de valeur encore, s'il est possible, que tous les caractères précédents. Nous en appelons du reste, ici, de M. Bazin théoricien à M. Bazin clinicien, et nous nous bornons, pour notre justification, à montrer combien de démentis le médecin et l'observateur consciencieux ont donnés à leur insu à l'écrivain et au professeur.

Dans la description de l'urticaire arthritique nous trouvons ces lignes : « Le premier symptôme local est un prurit qui existe sur le corps, ou seulement sur quelques régions (2). »

(1) Obs. XVII, p. 360.
(2) *Loc. cit.*, p. 104.

A propos du pemphigus arthritique, M. Bazin écrit : « Il existe encore un symptôme assez prononcé, c'est le prurit. Les démangeaisons sont toutefois moins marquées dans cette affection que dans l'autre espèce de pemphigus arthritique..... Elles se montrent principalement avant et pendant les poussées éruptives ; elles peuvent alors revêtir une telle intensité, qu'elles empêchent complétement le sommeil. Si l'éruption est étendue, le prurit se fait sentir sur un grand nombre de parties, devient intolérable, et détermine une irritation nerveuse qui peut aller jusqu'au délire (1). »

Dans une observation de pemphigus arthritique nous trouvons cette phrase : « Les régions affectées sont le siége de démangeaisons très vives qui troublent le repos du malade (2). » Deux pages auparavant, on peut lire, à propos d'un autre pemphigus chronique de nature arthritique : « ..... Constipation, insomnies : ces dernières sont produites par un prurit intense qui siége sur les parties affectées, sur les cuisses et les jambes (3). »

Dans une observation de psoriasis arthritique, le dernier paragraphe est ainsi conçu : « Interrogé sous le rapport des sensations qu'il éprouve ou a éprouvées, le malade n'hésite pas à leur donner le nom de démangeaisons ; il se grattait beaucoup et se gratte encore un peu. Ces démangeaisons, qui ont été très violentes, ont cédé (4). »

(1) *Loc. cit.*, p. 204.
(2) *Loc. cit.*, obs. IX, p. 345.
(3) *Loc. cit.*, obs. VIII, p. 343.
(4) *Loc. cit.*, obs. X, p. 350.

Parmi les antécédents d'un malade atteint d'eczéma arthritique, nous trouvons cette ligne : « Il y a cinq semaines, démangeaisons sur la figure et sur le scrotum (1). »

Malgré toutes ces contradictions, malgré la nullité de tous les signes que nous venons de passer en revue, nous ferions cependant abstraction de toutes les erreurs et de toutes les singularités que nous rencontrons dans la théorie de l'arthritis, pour nous ranger entièrement à l'opinion de notre collègue, si nous avions pu constater un caractère qui, selon nous, doit primer tous les autres, à savoir, l'efficacité d'un *traitement* spécial et particulier à cette diathèse. Pour le médecin qui se pique moins de classer les maladies en naturaliste que de les traiter et de les guérir, cette épreuve thérapeutique est la pierre de touche par excellence. Malheureusement, sous ce rapport, rien n'est venu confirmer les divisions établies par M. Bazin ; aujourd'hui nous avons eu à traiter trop de sujets atteints de prétendues arthritides pour baser quelque espoir sur l'emploi isolé des médications anti-arthritiques. Non-seulement elles ne nous ont presque jamais fourni que des insuccès, mais nous avons toujours vu les médications antiherpétiques en triompher mieux que toute autre, et les guérir aussi vite et aussi sûrement que les affections dartreuses les mieux dessinées. Les cas réfractaires à la thérapeutique des dartres l'ont été également à l'emploi des alcalins ; aussi jusqu'ici, rien ne nous autorise-t-il à séparer du groupe des dartres quelques-unes des manifestations mor-

(1) Obs. XIV, p. 356.

bides qui lui appartiennent légitimement et qu'on s'efforce de ranger dans la classe nouvelle des arthritides.

Les caractères que nous donne M. Bazin ne sont donc ni assez distincts ni assez tranchés pour nous permettre de poser un diagnostic. Or, si nous laissons actuellement de côté l'examen des observations et des généralités dont nous nous sommes exclusivement occupé jusqu'ici pour jeter un coup d'œil sur la description détaillée des éruptions, nous verrons, en prenant seulement quelques exemples, combien cette description est obscure, et combien il serait aisé de l'argumenter et de la discuter. C'est ainsi qu'à propos du zona dartreux et du zona arthritique, notre collègue nous apprend que l'un est caractérisé par des douleurs dans les nerfs, l'autre par des douleurs dans les muscles. De même le lichen dartreux « s'accompagnerait de démangeaisons excessivement vives qui persisteraient en dehors de l'éruption, et coïnciderait fréquemment avec des migraines, des gastralgies et d'autres névralgies herpétiques, tandis que le lichen arthritique coexisterait avec des migraines, des gastralgies et d'autres névroses arthritiques, etc. (1). »

Cette subdivision d'une même affection en plusieurs variétés appartenant à des familles morbides totalement distinctes est un des reproches les plus sérieux que nous fassions à l'enseignement de M. Bazin. Pour lui, une lésion de la peau, l'eczéma par exemple, peut être la manifestation de diathèses diverses, et dès lors il prend le nom et les caractères spéciaux de l'eczéma scrofuleux, dar-

(1) *Loc. cit.*, p. 166.

treux, arthritique. C'est précisément là ce en quoi nous différons principalement de M. Bazin. Pour ce médecin, nous le répétons, il y a manifestation de diathèses diverses là où nous admettons l'existence d'une diathèse unique, la dartre, qui seule peut engendrer l'eczéma et ses variétés ; cette éruption une fois produite, elle peut être modifiée, ainsi que nous l'avons dit dans notre première leçon, en raison des dispositions spéciales du sujet chez lequel elle s'est développée, et dès lors il ne s'agit plus que d'une modification de terrain, et nullement d'une différence dans l'affection qui s'y développe.

Mais M. Bazin ne se borne point à établir ces divisions parmi les maladies chroniques ; il les reporte jusque dans les lésions aiguës de l'enveloppe cutanée, et nous le voyons créer sans hésiter des zona arthritique et dartreux. Il classe indistinctement les éruptions idiopathiques et les éruptions symptomatiques, et chose vraiment singulière, bien faite pour démontrer le vice de cette méthode, c'est qu'il range parmi les maladies dartreuses des affections aiguës auxquelles manquent les caractères de l'hérédité, de la récidive, de l'extension, de la symétrie, etc. Allons plus loin : en supposant même qu'il existe un zona dartreux et un zona arthritique, pourrions-nous les reconnaître au seul énoncé des caractères que donne M. Bazin, et ne serait-ce point, si on les admettait, reculer tout bonnement la question pour la reporter au diagnostic, trop souvent impossible, d'une névralgie intercostale et d'une pleurodynie?

Quoi qu'il en soit, du reste, de cette critique dirigée uniquement contre les théories, et nullement contre l'homme, dont personne plus que moi n'estime les travauxel n'apprécie la valeur scientifique, nous reconnaîtrons qu'il existe des sujets atteints d'affections de la peau qui coïncident avec l'existence du vice rhumatismal. C'est une opinion soutenue par plusieurs auteurs recommandables; toutefois, en cette occasion comme dans bien d'autres circonstances, les faits ont reçu une fausse interprétation. L'existence d'un rhumatisme antérieur à une éruption cutanée n'implique point de toute nécessité un rapport de cause à effet entre ces deux affections; et pour une éruption qui se rattacherait à cette diathèse, nous en trouverons mille qui, en dépit des coïncidences, lui seront aussi étrangères que pourraient l'être une pneumonie ou une fièvre typhoïde qui surviendraient quelques mois ou quelques années après les attaques de ce rhumatisme. Bien plus, en admettant, comme le fait M. Bazin, une relation certaine entre les lésions de la peau et le rhumatisme, pour peu que le sujet affecté ait offert antérieurement des symptômes rhumatismaux, soit par lui-même, soit même uniquement dans quelqu'un de ses ascendants, on ne tarderait point à rattacher la majorité des maladies de la peau à cette affection constitutionnelle. Quel est, en effet, le malade qui, arrivé vers le milieu de sa vie, peut se vanter de n'avoir jamais subi aucune atteinte de rhumatisme aigu ou chronique, musculaire ou articulaire, et d'être issu de parents aussi heureux que lui à cet égard? Avec une telle manière de procéder, on parviendrait à coup sûr à rattacher tôt ou tard au rhumatisme toutes les maladies qui affligent l'humanité.

Il est pourtant quelques éruptions qui sont accompagnées de douleurs rhumatismales évidentes. Nous l'admettons volontiers, mais sans croire à la fusion intime des deux maladies, qui demeurent toujours distinctes. Entre l'érythème noueux, entre l'érythème papuleux caractérisés par ces douleurs rhumatoïdes, et le vrai rhumatisme, il y a la même distance qui sépare ce même rhumatisme de la scarlatine, malgré ses douleurs articulaires, et de la variole, malgré ses douleurs lombaires et musculaires. Jusqu'à ce qu'on nous ait péremptoirement démontré que les fièvres éruptives, en raison des douleurs qui accompagnent leurs prodromes, sont de nature arthritique (ce qui pour tout le moins doit paraître singulier), nous dénierons cette origine à l'érythème. Il en sera de même de quelques autres maladies, telles que le zona, qu'on a tenté de ranger parmi les arthritides, en raison des douleurs névralgiques qui les caractérisent. L'éruption est ici le phénomène essentiel, et la meilleure preuve à en donner, c'est qu'il existe des zona sans douleurs. Les théories, quelque ingénieuses qu'elles soient, ne sauraient se passer de faits pour les appuyer: or, si l'on rend ici aux faits leur véritable interprétation, ils cessent de corroborer la théorie, et par suite, jusqu'à nouvelles preuves, nous serons forcé de nier l'arthritis et ses effets dans le sens et avec l'extension que leur a donnés M. Bazin.

Nous terminerons ici en faisant remarquer que nous ne préjugeons rien, que nous ne condamnons point en dernier ressort; nous désirons et nous appelons l'expérimentation, nous nous y livrons de notre côté; et si plus tard l'expérience nous démontrait la vérité des opinions que nous attaquons aujourd'hui, si elle nous prouvait que nous nous sommes trop hâté de contredire et de critiquer, nous serions heureux de reconnaître notre erreur et de voir disparaître entre M. Bazin et nous les dissidences qui n'ont jamais altéré les sentiments d'estime et d'amitié que nous avons toujours professés pour notre honoré collègue de l'hôpital Saint-Louis.

§ III. — Division des éruptions dartreuses cutanées.

Un des principaux modes de manifestation de la diathèse dartreuse est sans contredit l'apparition sur la peau d'éruptions de forme, d'aspect et de siége variés. Ces affections, dont la cause première unique est le vice herpétique, rencontrent dans les causes occasionnelles nombreuses que nous avons suffisamment indiquées, dans le tempérament des sujets atteints, et dans des conditions accessoires dont quelques-unes nous échappent peut-être encore, autant d'agents qui les provoquent, qui en modifient l'aspect, qui localisent l'affection sur telle région ou sur telle couche de la peau, enfin qui déterminent l'apparence et les caractères anatomiques sur lesquels se base la dénomination de l'éruption. C'est en raison de ces différences qui entraînent nécessairement quelques changements dans le pronostic immédiat de chaque éruption et dans l'emploi des agents topiques destinés à les combattre, que nous avons dû établir quelques grandes divisions parmi les affections cutanées herpétiques, et les classer en trois principaux groupes, qui sont : 1° les *eczémas*, 2° les *pityriasis circonscrits*, 3° les *psoriasis*.

Les éruptions qui appartiennent à ces trois groupes sont les seules qui possèdent les qualités que nous avons jusqu'ici attribuées aux affections cutanées dartreuses, à savoir : l'extension, la récidive presque inévitable, l'absence de cicatrices et l'hérédité. Remarquons, toutefois, qu'il existe plusieurs autres altérations de la peau, l'*impétigo*, le *lichen*, le *pityriasis diffus*, etc., que nous ne mentionnons point au nombre de nos grandes divisions, malgré leur nature herpétique évidente. C'est qu'en effet ces éruptions ne méritent point de former à elles seules un genre distinct, puisqu'elles ne sont, ainsi que nous espérons le démontrer, que des variétés fort communes de notre groupe le plus répandu et le plus important, celui de l'eczéma. C'est donc à propos de cette dernière éruption que nous aurons à en faire l'histoire.

C'est à la description de ces trois modes particuliers d'expression de l'herpétisme sur l'enveloppe cutanée que nous allons consacrer les chapitres suivants, en commençant par l'affection la plus importante et la plus commune, l'eczéma.

CHAPITRE III.

ECZÉMA.

§ I. — Histoire générale de l'eczéma.

De toutes les éruptions dartreuses, la plus fréquente, la plus importante, la plus variée dans ses formes, dans sa marche, dans son siége, dans sa durée, dans son époque d'apparition, c'est l'eczéma.

Le mot *eczéma*, dérivé du mot grec ἐκζέω, *je brûle*, porte avec lui l'idée de chaleur et de prurit intense. Il s'applique à cette même affection qu'Alibert, dans sa nomenclature imagée, désignait sous le nom d'*herpes squamosus madidans*, expression pittoresque qui peignait à la fois l'aspect humide et squameux que revêt l'éruption à ses périodes successives. Les gens étrangers à la médecine l'appellent *dartre vive*. Willan, Bateman, Biett, et les médecins de leur école, en ont fait une affection vésiculeuse. Alibert le rangeait dans la classe des dartres, et en ce dernier point nous nous conformons à l'opinion de notre illustre maître.

Mais s'il nous est aisé de classer l'eczéma et de le rattacher sans hésitation au groupe des maladies dartreuses, la variété de ses formes, l'ignorance de son siége anatomique précis, la différence de ses aspects suivant ses périodes, sont autant d'obstacles qui s'opposent à une définition exacte et précise de cette éruption. Se baser uniquement, comme on l'a presque toujours fait, sur l'existence des vésicules pour spécifier l'eczéma, serait s'exposer à des erreurs sans fin ; aussi, ne prenant qu'à sa juste valeur un caractère aussi fugace, avons-nous cru devoir étendre au delà de ses limites habituelles le domaine de l'eczéma, et en donner la définition suivante que nous sommes loin encore de considérer comme suffisamment exacte et complète.

L'eczéma est une affection de l'enveloppe cutanée ou muqueuse qui se caractérise, à son début, soit par des taches exanthématiques, soit par des vésicules, soit par des fissures, soit par des pustules, soit par des squames, soit par des papules; qui plus tard provoque habituellement le suintement d'une sécrétion séreuse ou séro-purulente de quantité fort variable, et qui se termine enfin par desquamation.

C'est grâce à cette définition, quelque insuffisante qu'elle soit encore, que nous pouvons rattacher au type commun les nombreuses variétés de cette éruption : l'eczéma à sécrétion séro-purulente, aussi bien que l'eczéma sec ; l'eczéma impétigo du cuir chevelu, de même que l'eczéma fendillé des doigts ; l'eczéma vésiculeux franc, comme le pityriasis, qui n'en est que la terminaison ; l'eczéma chronique en même temps que le lichen, qui parfois lui succède peu à peu et devient un de ses modes de terminaison. Tel est donc l'avantage de notre définition ; elle nous permet de grouper en un seul genre tant d'affections que l'école anatomique avait séparées et considérait comme distinctes; seule elle réunit et présente en un faisceau unique toutes ces variétés, qui ne sont, les unes que les périodes ou les degrés successifs d'une même maladie, les autres que les aspects divers de cette même affection variant suivant son siége et suivant les conditions particulières inhérentes au sujet atteint. Malgré son apparente laxité, cette définition répond à peine à toutes les formes que peut revêtir l'eczéma, mais du moins nous signale-t-elle le lien qui les réunit toutes, et nous indique-t-elle dès lors qu'un principe commun doit présider à leur thérapeutique.

Pour faciliter la description de l'eczéma, nous devons établir dans sa marche trois périodes distinctes.

Première période. — Elle se caractérise par l'existence de vésicules acuminées, plus ou moins confluentes ou discrètes, reposant ordinairement sur un fond rouge. Il faut parfois rechercher ces vésicules sous diverses incidences de lumière, en raison de la facilité avec laquelle elles peuvent échapper à leur début à un examen superficiel. Réunies en groupes serrés, elles peuvent se confondre par la rupture des cloisons qui les séparent, et former ainsi des pseudo-bulles qui, pour peu que l'épiderme soit résistant, comme on le voit aux mains, aux pieds et en quelques autres parties du corps, simulent parfaitement la bulle de pemphigus. Elles s'entremêlent souvent de pustules qui se produisent d'emblée. Souvent aussi ces pustules ne sont autre chose que les transformations des vésicules primitives dont le liquide est devenu opaque et a pris rapidement tous les caractères du pus. Pustules et vésicules se développent sur des portions de peau qui se sont préalablement colorées en rouge sous l'influence de l'inflammation. Ce dernier phénomène précède toujours la sécrétion séreuse ou purulente qui soulève l'épiderme et forme la vésicule ou la pustule. Parfois même la lésion se borne à cette seule et première altération, et il est assez fréquent de rencontrer dans l'intervalle des parties occupées par l'éruption vésiculo-pustuleuse une sorte d'érythème qui tantôt devient le siége des vésicules, tantôt disparaît sans autre phénomène éruptif. Ces plaques sont en quelque sorte le terrain sur lequel doivent se développer les pustules et les vésicules ; si bien que dans ce premier degré on pourrait à la rigueur établir deux époques : celle de l'érythème, puis celle de l'éruption vésiculo-pustuleuse.

Quoi qu'il en soit du mode de développement et des conditions de formation des vésicules ainsi que des pustules, toujours est-il que leur existence caractérise le premier degré de l'eczéma, et que leur disparition, si elle se produit sans rupture et par résorption du liquide, fait passer d'emblée l'affection à sa troisième période, tandis que leur déchirure et la formation consécutive des croûtes constituent le second degré de l'éruption. Le premier mode de terminaison, qui conduit de prime saut l'eczéma, comme un érythème simple, de la période de début à celle de desquamation, est rare. Il existe cependant et nous l'avons constaté plusieurs fois; mais nous avons toujours considéré ces cas comme exceptionnels, tandis que l'éruption des vésicules ou des pustules, la formation consécutive des croûtes, leur chute et leur renouvellement, forment la transition habituelle entre l'éruption initiale et la chute de l'épiderme desséché, qui caractérise la terminaison de l'affection.

Dans cette première période il est encore possible de voir quelquefois, soit des papules, soit des éraillures épidermiques, soit de véritables squames ; mais les taches exanthématiques et les vésicules en constituent le caractère anatomique le plus habituel.

Deuxième période. — Fort souvent la maladie a déjà franchi son premier degré lorsque les malades viennent réclamer les secours du médecin. Ne pouvant plus dès lors se guider sur l'existence des vésicules et des pustules, le médecin est forcé de recourir à des signes non moins certains, et dont la durée est en général plus prolongée que celle des lésions de la première période. Il s'agit de l'existence de petites exulcérations très superficielles qu'ont engendrées les vésicules par leur rupture ; l'épiderme, en se déchirant, laisse à nu une petite surface du derme, parfaitement nette et circonscrite, si chaque vésicule est séparée de ses voisines par une certaine étendue de peau saine ; irrégulière, au contraire, et à contours indécis, se confondant insensiblement avec les parties voisines, si la confluence des vésicules leur a permis de se réunir, de se grouper et de former par leur rupture simultanée une large exulcération. De ces surfaces dénudées suinte un liquide de couleur citrine, de consistance gommeuse, qui empèse et tâche le linge, se concrétant en plaques jaunâtres qui se fendillent elles-mêmes et laissent sourdre par leurs gerçures une certaine quantité de la même sérosité. Pour peu que la plaie s'enflamme, ou bien que les pustules se soient substituées aux vésicules, le suintement devient purulent; au lieu de plaques friables, minces, d'une faible adhérence, on voit survenir des croûtes jaunes qui ne sont qu'un mélange d'épithélium, de pus concrété et de ce liquide gommeux jaunâtre particulier à l'eczéma. Leur épaisseur varie notablement; parfois elles ne forment qu'une sorte d'enduit mince et malléable; souvent, par contre, elles atteignent des dimensions considérables, comme on en voit de fréquents exemples dans les impétigos chroniques. Leur couleur varie autant que leur épaisseur: tantôt d'un jaune franc, qui rappelle la coloration de certains miels, elles ont valu à la maladie le nom expressif que lui a donné Alibert (*impetigo* ou *melitagra flavescens*); parfois plus teintées, on en voit qui acquièrent une couleur brun foncé, due à un mélange de pus et de sécrétion eczémateuse avec un peu de sang exhalé à la surface des exulcérations.

La seconde période offre plus encore que la première des variétés nombreuses dans la forme de ses produits pathologiques. Depuis la croûte jaune épaisse de l'impétigo franc, que nous considérons comme le type du second degré de l'eczéma jusqu'aux lamelles rugueuses qui se rapprochent de la squame, nous trouvons un grand nombre de variétés de forme, d'aspect, de couleur, de volume, qui donnent à cette même maladie des apparences fort dissemblables. Du reste, toutes ces différences dans les produits de sécrétion du second degré de l'eczéma sont l'indice fidèle de la forme affectée par l'affection à la première période.

Les croûtes se grossissent par l'adjonction de nouvelles

matières concrétées; elles finissent cependant par se détacher et par tomber: elles laissent alors à nu une surface vive qui sécrète avec une grande énergie une nouvelle quantité de liquide concrescible et reproduit rapidement une croûte analogue aux précédentes. Il en est de même tant que l'inflammation persiste, et à chaque chute des croûtes on retrouve l'exulcération rouge, sur laquelle se détachent nettement des points arrondis plus foncés en couleur, d'où l'on voit sourdre, comme d'autant de bouches exhalantes, le liquide séro-plastique caractéristique.

La durée de cette période est plus longue que celle de la précédente; elle ne disparaît, pour faire place à la troisième, qu'avec la cessation de l'inflammation et parfois même après avoir épuisé le malade par son intensité.

Troisième période. — Les croûtes tombent et laissent à découvert la surface rouge que nous avons déjà signalée. Celle-ci, au lieu de continuer à sécréter un liquide concrescible, se dessèche; toute sécrétion s'arrête. Une sorte de vernis s'étend sur la partie lésée, et bientôt s'opère la formation de lamelles épidermiques fines, brillantes, minces, qui deviennent blanches et opaques, se gercent et se rompent, tombent et font place à de nouvelles écailles de plus en plus fines et de moins en moins abondantes, dont la desquamation continue forme une des variétés de pityriasis que nous aurons à étudier. Les squames finissent par se changer en furfurs. Ceux-ci, d'abord fort abondants, se dispersent sous forme d'une poussière farineuse, puis diminuent, et disparaissent enfin ; la guérison est complète alors qu'ils ont totalement cessé de se reproduire.

Tels sont les trois degrés types de l'eczéma : avec la disparition des furfurs coïncide la guérison ; mais la persistance d'une éruption de longue durée ou à récidives multiples sur la même région peut modifier profondément la peau dans sa texture, et laisser par suite des traces de son passage, traces qui ne s'effacent que très lentement et forment, pour ainsi dire, la signature de l'eczéma.

En première ligne, nous citerons l'aspect vernissé, brillant, des parties qui ont été le siége pendant quelque temps d'une poussée eczémateuse. L'épiderme est luisant, parfaitement poli, et les rayons lumineux s'y reflètent comme sur une plaque métallique. Cette lésion, fort commune, se rencontre surtout dans les points où la peau est fine et tendue, soit par exemple dans les régions mastoïdes, frontales, antéro-interne de la jambe, etc.

A la suite des eczémas de longue durée ou après plusieurs récidives de la maladie, on observe souvent une autre altération non moins curieuse, et qui semble être l'opposé de la précédente. C'est un épaississement et une grande rudesse de la peau, une augmentation de ses rides, qui rappellent le lichen, et fournissent quelquefois une abondante desquamation sous-épidermique.

On voit encore l'eczéma chronique en voie d'amélioration s'aggraver tout à coup ; des fissures et des crevasses se creusent dans l'épaisseur de la peau, une sérosité abondante s'écoule par ces fentes, des croûtes se forment, et une nouvelle poussée d'eczéma, qui reçoit de son aspect particulier le nom de *fendillé*, vient compromettre la guérison, et reculer à une époque indéterminée la terminaison de la maladie et la disparition définitive de la lésion cutanée.

Ces trois degrés si distincts dans la marche de l'eczéma ne sont point, malgré leurs différences, exclusifs les uns des autres; loin de là, ils coïncident très souvent en se distribuant sur diverses parties du corps, et bien des fois on les rencontre mélangés sur une même plaque éruptive. Rien n'est plus facile alors que de les comparer entre eux et de les reconnaître à leurs signes caractéristiques, que nous résumons en quelques mots. Vésicules, vésico-pustules, fissures et crevasses, érythème de la peau sur laquelle ces altérations se sont développées, voilà les lésions du premier degré. Suintement séreux ou séro-purulent, croûtes dont la couleur varie du jaune doré au brun, exulcérations superficielles, teinte rouge de la peau, telles sont les altérations qui caractérisent le second degré. Desquamation, épaississement et rugosité ou amincissement et brillanté de la peau, formeront enfin les principaux caractères de la période de déclin, ou troisième période de la maladie.

A ces lésions nous ajouterons une dernière altération commune aux trois degrés de l'eczéma, et dont la grande importance consiste dans la modification de forme qu'elle fait subir aux parties envahies. Il s'agit du gonflement inflammatoire du tissu cellulaire sous-dermique, qui peut aboutir à la formation de petits abcès superficiels ; on en voit de fréquents exemples dans les parties où la peau malade est mince et repose au-dessus d'une couche épaissé de tissu cellulaire : aux paupières, à la verge, au sein, aux aisselles, etc.

Outre ces phénomènes objectifs communs à tous les eczémas, il en existe d'autres qui échappent en partie à l'appréciation exacte du médecin, et qui n'en constituent pas moins pour le malade une des plus graves conséquences de l'éruption. Il s'agit du sentiment de chaleur et de prurit. Le premier, qui a donné son nom à l'eczéma, trouve sa cause dans une élévation réelle de la température des parties affectées, élévation qui affecte très péniblement le sujet; elle est sensible au thermomètre, et parfois même à la main du médecin. Tant qu'elle persiste, la maladie subsiste, et alors même que la guérison semble imminente, la chaleur indique que le malade est sous le coup d'une récidive qui ne peut tarder à se manifester. Quand au contraire elle disparaît, l'éruption approche de sa fin. Quant au prurit, il est sans contredit le symptôme le plus opiniâtre et le plus fâcheux de l'eczéma. Il se développe surtout le soir, occasionne de pénibles insomnies, fatigue et désespère les malades; reçoit de nouvelles exacerbations des plus légères influences extérieures; revient bientôt, soit irrégulièrement, soit par des retours réguliers et périodiques; se complique souvent d'un sentiment de tension et de brûlure, nécessite impérieusement le grattage, et par cette manœuvre prolonge indirectement la durée de l'éruption. La disparition des démangeaisons avant les autres phénomènes locaux est donc d'un pronostic favorable pour la guérison et pour l'absence de récidive.

L'eczéma est une affection qui n'a point de retentissement fébrile sur l'économie; ses symptômes, bornés aux modifications de la partie lésée, ne se compliquent point de ces phénomènes généraux qu'on rencontre dans la plupart des maladies inflammatoires. Sauf quelques variétés d'eczéma aigu qui s'accompagnent d'un peu de céphalalgie et de fièvre, cette éruption n'entrave que les fonctions de la partie atteinte. Les fonctions digestives sont habituellement intactes, l'appétit est conservé. Il n'y a ni vomissement, ni coliques; nous avons bien rarement observé la diarrhée que Biett, influencé par les doctrines de Broussais, rattachait à une gastro-entérite, compagne obligée, selon lui, de l'eczéma. Dans les cas même compliqués, les troubles digestifs se bornent à un embarras gastrique passager qui cède avec une extrême facilité.

L'eczéma, que nous considérons comme le type des manifestations dartreuses, doit nécessairement offrir les caractères que nous avons assignés à ces maladies. Il se généralise, envahit de larges portions de peau, mais il ne devient jamais universel, et toujours il laisse une partie plus ou moins étendue de l'enveloppe cutanée parfaitement intacte. Il est aussi le plus ordinairement symétrique. Il affecte une grande tendance à l'extension, soit à distance, soit par continuité ou contiguïté de tissus. Il gagne avec une grande facilité les muqueuses, et occasionne, par son développement sur ces membranes, des stomatites, des glossites, des bronchites et des asthmes; des vaginites, des prurits intolérables du vagin, de l'anus, du prépuce, du gland; des écoulements séro-muqueux vaginaux, anaux, uréthraux; des inflammations du col de la vessie;

des conjonctivites, des catarrhes du nez et des oreilles, etc. Ces éruptions d'eczéma sur les muqueuses peuvent indifféremment alterner ou coïncider avec les manifestations cutanées de la même maladie.

La durée de l'eczéma est aussi incertaine que sa marche. Celle de l'eczéma aigu peut seule être appréciée d'avance ; elle oscille entre deux et six septénaires, pendant lesquels la maladie affecte successivement la forme vésiculeuse ou fendillée, passe rapidement au second degré, puis à la période de chute des croûtes et de desquamation. Cette dernière constitue la phase la plus longue de l'affection ; sa guérison progressive est rarement du reste entravée par l'apparition d'une nouvelle poussée aiguë de l'éruption.

L'eczéma chronique est d'une cure beaucoup plus difficile ; la fréquence des exacerbations et l'extrême facilité des rechutes ne permettent jamais de prévoir au début de la maladie l'époque de sa guérison. Quand on est assez heureux pour l'obtenir, on voit disparaître peu à peu toute trace de la lésion ; les exulcérations se comblent, le gonflement s'affaisse, et si l'on en excepte une légère exagération pigmentaire consécutive à l'eczéma des jambes, on peut dire que, malgré son intensité et la gravité apparente des altérations locales, l'eczéma guérit constamment sans laisser aucun indice de son existence.

Les récidives se font sur l'emplacement des premières manifestations dartreuses ou sur tout autre point; elles apparaissent à intervalles variables, quoique parfois on en ait noté de périodiques.

Quant au siége anatomique de l'eczéma, dont la connaissance exacte compléterait les notions générales que nous avons exposées sur cette importante manifestation de la dartre, nous ne pouvons malheureusement le spécifier. Aussi nous bornerons-nous à citer les opinions émises par nos prédécesseurs, en constatant leur peu de valeur, mais sans pouvoir encore y substituer rien de bien démontré. Le défaut de localisation de l'eczéma dans un élément ou dans un groupe d'éléments de la peau est d'autant plus regrettable, que cette détermination anatomique peut seule nous expliquer les variétés de la maladie et nous permettre d'en donner une bonne définition. Quoi qu'il en soit de cette lacune que nous ne saurions combler, nous dirons que Biett, se basant sur la rougeur de la peau dans l'eczéma, le fit résider dans la membrane vasculaire d'Eichorn, c'est-à-dire dans la couche superficielle du derme. M. Cazenave modifia plus tard l'opinion de son maître : il plaça le siége de l'eczéma dans les glandes sudoripares enflammées ; le méat béant de leur canal excréteur fournirait le piqueté rouge qu'on remarque à la surface des plaques eczémateuses dépouillées de leurs croûtes, et ce serait à leur sécrétion exagérée que ce dermatologiste rapporterait le suintement séro-purulent eczémateux. Nous ne devons que signaler cette hypothèse, que nous avons déjà réfutée dans nos généralités sur les lésions élémentaires.

Pour nous, nous ne pensons pas qu'on doive assigner à l'eczéma un siége exclusif dans un des éléments de la peau ; considérant la multiplicité des lésions que présente cette maladie, les aspects variés qu'elle revêt, nous croyons que plusieurs des organes de la peau sont affectés simultanément, et nous admettons particulièrement l'altération de l'épiderme, des corps muqueux, des papilles et du réseau vasculaire. Cette opinion nous donne l'explication de plusieurs des phénomènes offerts par l'eczéma, tels que la rougeur, la sécrétion, les squames, l'apparence lichénoïde, etc.; de plus, elle peut s'appuyer sur les observations microscopiques qui ont fait reconnaître dans la peau atteinte d'eczéma une vascularité considérable, une turgescence notable des papilles et un amas de couches épidermiques superposées.

§ II. — Formes diverses de l'eczéma.

La description que nous venons de donner de l'eczéma, malgré les détails dans lesquels nous sommes entré, ne saurait donner une idée complète de cette affection, et tout en dépeignant la forme type, qui est loin d'être constante, elle laisserait ignorer plusieurs variétés importantes qui, par leur fréquence, leur gravité, leur étendue et leur persistance, méritent d'attirer tout particulièrement l'attention des médecins. Les formes diverses qu'affecte l'eczéma sont nombreuses, et pour les décrire avec méthode, nous avons cru devoir les grouper en trois sections distinctes, suivant qu'elles s'éloignent de l'éruption type par quelque particularité ou par un ensemble de caractères spéciaux qui dépend de leur *aspect*, de leur *configuration* ou de leur *siége*.

A. — *Variétés suivant l'aspect.*

Le groupe des eczémas qui s'éloigne de la description générale que nous avons donnée par un ensemble de caractères qui modifient totalement l'aspect de l'éruption, est celui dans lequel on rencontre les formes les plus importantes et les plus répandues. Nous y rattacherons bon nombre de variétés, si éloignées au premier coup d'œil de l'eczéma classique, qu'elles ont nécessité les modifications que nous avons apportées à la définition habituelle de cette maladie, et que pour les dermatologistes de l'école de Biett et de Willan elles forment autant de genres distincts désignés sous des noms particuliers et placés même souvent dans des classes nosologiques différentes. Nous envisagerons, en effet, successivement dans cette section : 1° l'*eczema simplex*, 2° l'*eczema rubrum*, 3° l'*eczéma fendillé*, 4° l'*impétigo*, 5° le *pityriasis*, 6° le *lichen*. Quelques-unes de ces formes, lorsqu'elles ont acquis tout leur développement, et que leurs premières phases ont échappé à l'observateur appelé seulement à constater leur stade terminal, autorisent, il faut l'avouer, la distinction qui les a si nettement séparées, et l'oubli dans lequel on a si longtemps laissé leur communauté d'origine et leur identité de début. Il suffit cependant de suivre avec la plus légère attention les transformations que subissent les éruptions eczémateuses de la peau pour s'assurer de l'étroite parenté qui unit ces diverses affections et de leur similitude parfaite à la période initiale. Quelques-unes d'entre elles méritent peut-être mieux que le nom de *variété*; mais en tous cas elles ne sauraient revendiquer dans l'échelle des divisions nosologiques un rang supérieur à celui d'espèce dans le genre ECZÉMA dont l'histoire occupe le paragraphe précédent. C'est donc en nous reportant à cette description et en signalant uniquement les caractères différentiels et les particularités de chacune de ces formes, que nous allons les passer successivement en revue, et en donner, malgré notre brièveté, une histoire suffisamment complète pour en établir le diagnostic et le pronostic et pour en instituer le traitement.

1° ECZEMA SIMPLEX.— C'est une maladie passagère, à forme aiguë, qui ne s'annonce que rarement par de légers troubles fébriles, de la céphalalgie, de l'inappétence, et plus fréquemment par un sentiment de chaleur et de prurit dans les parties qui vont être affectées; des taches rouges d'une étendue variable ne tardent point à surgir sur les points qui sont déjà le siége de ces phénomènes, et bientôt apparaît à leur surface une grande quantité de petites vésicules ou de vésico-pustules contenant une sérosité claire ou parfois un peu trouble. Leur durée est courte; elles s'affaissent au bout de peu de temps, le plus souvent sans se rompre, et avec leur dessiccation cessent les symptômes locaux ou généraux qui avaient annoncé leur apparition. Elles font place à une couche de petites squames fines, minces, brillantes, reposant sur une surface rosée, qui ne sont autre que les furfurs caractéristiques du pityriasis terminal de l'eczéma. Si quelques vésico-pustules, au lieu de se résorber, se sont rompues, ainsi qu'il arrive souvent lorsque ces éruptions ont acquis une grande intensité ou envahi de larges surfaces, il se forme des croûtes minces dont la chute rapide n'interrompt en rien la marche naturelle et la guérison rapide de l'affection.

Il est rare que l'eczéma simple persiste au delà d'une dizaine de jours, et lors même que l'éruption siége sur une vaste étendue de peau, la guérison s'effectue rapidement; ce n'est du reste que dans ce dernier cas que surviennent les accidents fébriles et les symptômes de réaction générale que nous avons signalés, ils manquent totalement lorsque l'affection est bornée à une petite portion de l'enveloppe cutanée. Presque jamais cette variété éruptive ne passe à l'état chronique, non-seulement quand elle survient spontanément, mais alors même qu'elle vient former une complication des eczémas chroniques et qu'elle se développe sur des tissus déjà malades ou prédisposés à subir ce genre d'altération. Mieux que toute autre cette forme mérite le nom de *simple* sous lequel elle est communément désignée.

2° Eczema rubrum. — Rapporté à tort par la généralité des médecins à l'eczéma ordinaire, dont il ne serait qu'une variété plus foncée en couleur, l'*eczema rubrum* est pour nous une maladie distincte de l'éruption eczémateuse chronique avec laquelle on l'a confondu. C'est une affection aiguë qui se rapproche de la précédente, dont elle offre les caractères amplifiés et exagérés. Son invasion s'accompagne presque toujours d'accidents généraux d'une certaine gravité : courbature, malaise, inappétence, céphalalgie, fièvre, nausées, etc., ils simulent, à s'y méprendre, les prodromes de la période d'invasion des fièvres éruptives, et ils peuvent acquérir une telle intensité, que nous avons dû leur attribuer la mort d'un sujet frappé dans nos salles et chez lequel l'éruption déjà bien caractérisée, puis l'examen cadavérique ne laissèrent aucun doute sur la nature des accidents et la certitude du diagnostic. Ces cas funestes sont toutefois d'une extrême rareté; mais il n'en est pas moins habituel de voir débuter ces eczémas par des phénomènes de congestion cérébrale, d'agitation, de fièvre, de courbature et de malaise le plus souvent légers, qui tantôt persistent pendant le développement de l'éruption, tantôt cessent avec son début.

Cette éruption consiste dans le développement simultané en plusieurs points éloignés, ou sur une surface continue assez étendue, de plaques rouges précédées d'une sensation de chaleur et de prurit parfois intense dans les parties mêmes où se manifeste l'éruption. Sur ces taches, de même que dans l'eczéma simple, naissent des vésicules qui par leur confluence ne tardent point à se réunir, à se confondre, et à former de véritables bulles. Elles ont peu de tendance à se rompre; cependant les démangeaisons qu'éprouve le malade et les grattages qui en sont la conséquence nécessaire occasionnent la déchirure de quelques-unes d'entre elles; le liquide qui s'en écoule forme des croûtes peu épaisses sous lesquelles existent des exulcérations très superficielles, qui se cicatrisent aisément après la chute d'ailleurs rapide des croûtes. Du reste, que les vésicules se soient résorbées ou qu'elles se soient rompues, que les croûtes qui ont succédé à leur rupture aient un peu plus ou un peu moins de durée, l'éruption marche néanmoins avec la même régularité, et arrive habituellement sans accident à la période de pityriasis dont la desquamation termine la maladie.

Contrairement à l'*eczema simplex*, l'*eczema rubrum* passe parfois à l'état chronique par la persistance des exulcérations consécutives à la chute des croûtes, exulcérations qui ne sont d'ailleurs, ainsi que nous l'avons vu précédemment, que le caractère normal de la deuxième période de l'eczéma type. Il n'est pas rare de voir aussi la maladie se fixer dans un point circonscrit, alors qu'elle disparaît partout ailleurs. Nous rencontrons en outre dans cette forme une lésion sans gravité que nous avons indiquée dans nos généralités, et qui, en raison de l'inflammation intense qui accompagne l'*eczema rubrum*, complique naturellement cette éruption. C'est le gonflement de la partie malade et du tissu cellulaire lâche sous-jacent chez les sujets où la maladie envahit des parties de la peau fines et délicates, telles que les paupières, la face, etc. En de telles circonstances, l'eczéma peut simuler parfaitement l'érysipèle.

3° ECZÉMA FENDILLÉ. — En dépit des données de la classification anatomique qui veut que l'eczéma soit essentiellement une maladie vésiculeuse, nous signalons ici une affection cutanée qu'il est impossible de rattacher à autre chose qu'à l'eczéma, et dont la lésion élémentaire, loin d'être une vésicule, est toujours constituée par une réunion de fentes épidermiques et de fissures, par une multitude d'ulcérations linéaires s'entremêlant en zigzag, dont le nombre varie suivant la gravité de la maladie et la nature des parties lésées, et desquelles suinte un liquide séreux en tout semblable à celui des vésicules de l'eczéma type. Ce liquide se concrète et forme des croûtes; celles-ci tombent, laissant à leur place de petites exulcérations qui se recouvrent de nouvelles croûtes ou de lamelles épithéliales qui desquament. Peu à peu les gerçures diminuent de profondeur et de largeur, leur sécrétion devient moins abondante, les croûtes disparaissent, et la guérison se produit lentement, en laissant le malade exposé à de faciles et fréquentes récidives.

Sa gravité est à peu près nulle au point de vue de l'état local; mais sa durée et la facilité des rechutes en font une des formes les plus sérieuses de l'eczéma. Tantôt il apparaît d'emblée, et siége ordinairement alors sur certains lieux d'élection, tels que les membres ou le pourtour des orifices naturels; dans ces cas son aspect diffère essentiellement, au début, de celui de l'eczéma normal, et ce n'est qu'à sa seconde période qu'il revêt les caractères généraux que nous avons assignés à cette éruption. Parfois, au contraire, il complique l'eczéma commun arrivé à sa troisième période, voire même à guérison presque complète, et il doit figurer parmi les accidents les plus fréquents qui peuvent aggraver le pronostic de l'eczéma normal. A une époque où le poli et le luisant de la peau indiquent que la maladie tire à sa fin et que la guérison semble arrivée, on voit tout à coup la peau se fendiller, de nombreuses crevasses se former, le liquide pathognomonique sourdre en gouttelettes et se concréter, les fissures devenir béantes, et toute la série des accidents se développer avec une intensité et une persistance d'autant plus grandes, que la peau, déjà malade, est plus irritable et se prête moins aisément aux efforts et aux modifications que nécessitent la cicatrisation et l'oblitération de ce genre d'altération. Souvent même le malade subit une série de rechutes qui se produisent au moment où la guérison paraissait certaine, si bien qu'au milieu de ces alternatives de souffrances et d'améliorations un temps fort long s'écoule avant que le sujet soit complétement débarrassé de sa maladie.

Cette affection, en résumé, diffère donc de l'eczéma-type par son mode de début et par sa lésion essentielle qui est la gerçure et non la vésicule ; cependant elle ne saurait trouver place ailleurs que parmi les eczéma qu'elle vient si souvent compliquer, sur lesquels elle s'ente habituellement et dont elle offre tous les symptômes dans sa période de sécrétion, de formation des croûtes et de desquamation. Ranger cette affection parmi les eczéma dont la différencient uniquement les phénomènes du premier degré nous semble donc chose logique, et surtout bien plus rationnelle que d'en faire une variété de lichen, à l'imitation de quelques élèves de Biett et notamment de notre collègue Cazenave.

4° Impétigo. — Les trois affections que nous avons décrites jusqu'ici sous les noms d'*eczéma simple*, *eczema rubrum*, *eczéma fendillé*, rentrent de plein droit dans le genre eczéma, et nous ne savons pas que la majorité des dermatologistes aient jamais fait opposition bien sérieuse à ce mode de classification; bien peu de médecins leur dénient aujourd'hui cette nature et leur refusent cette dénomination. Le même accord ne règne plus dans l'histoire de l'affection dont nous avons à nous occuper actuellement, l'*impétigo*, dont on a toujours fait une maladie distincte, et que Biett et son école classent dans un groupe totalement différent de celui où il fait figurer l'eczéma.

L'*impétigo*, *melitagra flavescens* d'Alibert, *dartre croûteuse*, est caractérisé par des pustules petites, acuminées, discrètes ou confluentes, et dans ce dernier cas soulevant l'épiderme de manière à former une petite collection purulente à contours irréguliers bien différente de la pustule arrondie régulière et isolée de l'ecthyma. Rarement le pus qu'elle contient se résorbe sans rupture de l'épiderme ; celui-ci se déchire ordinairement et son contenu, en se desséchant, donne naissance à des croûtes épaisses, rugueuses, d'aspect melliforme (d'où le nom de *melitagra*), d'une coloration variant du jaune au brun verdâtre, suivant que la matière est pure de tout mélange ou teintée par un peu de sang. En accélérant la chute de ces croûtes, on s'aperçoit qu'elles masquent une surface exulcérée qui ne tarde point à se recouvrir d'une nouvelle croûte composée d'un mélange de lamelles d'épiderme et de séro-pus concrété. Celle-ci tombe à son tour et la partie malade n'offre plus qu'une surface rouge qui se sèche rapidement et devient le siége, comme dans l'eczéma à la troisième période, d'une desquamation pityriasique. La coloration de la peau s'éteint progressivement et la maladie guérit sans aucune cicatrice.

A ces signes objectifs nous ajouterons quelques phénomènes subjectifs, tels que le malaise, l'inappétence et le léger mouvement fébrile qui accompagne les poussées aiguës de cette éruption. Notons également un sentiment de cuisson et de démangeaison dans le point affecté. Cette dernière est cependant beaucoup moins intense en général dans l'eczéma-impétigo que dans les autres variétés du même genre. Ceci tient à ce que l'impétigo ou dartre pustuleuse est la forme qui se développe chez les malades à tempérament lymphatique et scrofuleux, chez lesquels existe une grande propension à la suppuration. Les sujets qui appartiennent à cette catégorie sont doués d'un système nerveux peu excitable, d'une sensibilité cutanée obtuse, et d'une excitabilité générale faible, si bien que le défaut de prurit dépend chez eux beaucoup moins de la nature de la maladie que du manque de réaction nerveuse et d'une sorte d'anesthésie relative qu'on pourrait opposer à l'extrême excitabilité des gens que leur tempérament nerveux, sanguin ou bilieux prédispose aux autres formes de la dartre, telles que l'eczéma, le lichen, etc.

La durée de l'impétigo est très variable ; il procède par poussées aiguës qui ne laissent plus de traces au bout de quelques septénaires, ou bien il prend une marche chronique, dure des années entières et s'éternise par une série d'éruptions nouvelles qui surgissent soit sur la partie déjà malade, soit dans un autre point du corps, à mesure que disparaissent et se guérissent les anciennes pustules.

La marche de l'impétigo est donc identique avec celle de l'eczéma, sauf le premier degré dans lequel la vésicule est remplacée par la pustule, qui elle-même n'est autre chose qu'une vésicule dont le contenu est devenu purulent en raison de l'inflammation plus grande du tissu sur lequel elle est née ; à ce premier degré près, l'eczéma et l'impétigo nous offrent donc les mêmes lésions, les mêmes phases et la même marche : période d'éruption ; période similaire de suintement, d'encroûtement et d'exulcération; période de dessiccation et de desquamation pityriasique ; enfin analogie dans le mode de propagation et dans les poussées qui entretiennent la maladie.

Cette identité des deux éruptions eczémateuse et impétigineuse est d'une telle évidence que les willanistes eux-mêmes, réduits à ne séparer ces deux affections que par les différences illusoires de leur première période, et trompés surtout à cette époque même par le mélange des vésicules qui se développent indifféremment avec les pustules, ont été réduits, pour sauver leur classification, à inventer une forme composée, mélange d'eczéma et d'impétigo, à laquelle on a donné le nom d'*eczéma impétigineux*. Nous croyons, pour nous, qu'il est d'une plus saine philosophie de grouper dans la même classe deux maladies qui ne diffèrent que par des signes distinctifs si illusoires qu'ils se réduisent à une augmentation ou une diminution dans l'inflammation des parties malades, maladies dont l'analogie est telle qu'on ne saurait diagnostiquer l'une de l'autre, pour peu que la période initiale soit entièrement terminée. C'est au point que le même médecin peut fort bien prendre alternativement l'une pour l'autre, à quelques jours d'intervalle, ainsi que les hommes les plus exercés nous en offrent de fréquents exemples dans notre hôpital. Mêmes causes, même terminaison, même aspect, même marche, même traitement, tout concourt donc à nous faire une loi de réunir en nosologie l'eczéma et l'impétigo. Loin de nous cependant la pensée qu'on a cherché à nous prêter de refuser toute importance au diagnostic anatomique ; pour se faire une idée complète de la maladie, le clinicien doit tout d'abord reconnaître sa nature, puis, ce premier point accompli, chercher à spécifier la forme et la variété de l'altération locale. Cette étude, quoiqu'elle ne vienne qu'en seconde ligne, n'en est pas moins importante, car elle nous indique souvent le degré d'intensité du mal et parfois vient confirmer les opinions formées sur sa nature. Toutefois il faut se garder de la substituer à l'élément principal, celui de nature, sur lequel reposeront en grande partie le pronostic et le traitement. Il en est des affections de la peau comme de celles des viscères, et, pour être soumises à quelques règles spéciales, les dermatoses n'échappent point aux lois que formule la pathologie générale. Qu'il s'agisse, par exemple, d'une pleurésie présumée : avant de chercher si elle est séreuse ou purulente, le médecin commencera par s'assurer qu'il y a réellement inflammation de la plèvre et qu'il ne s'agit ni d'une pneumonie ni d'une péricardite. Ce premier point bien démontré, il s'efforcera de spécifier la variété, soit de siége, soit d'épanchement, et il en tirera parfois des conséquences pratiques. Mais ce diagnostic, malgré son intérêt, ne sera jamais que d'une utilité secondaire, et même à son défaut on n'en établira pas moins, quoique avec un peu plus de tâtonnements, le diagnostic de la maladie, son étiologie, son pronostic et son traitement.

5° Pityriasis. — A mesure que nous avançons dans

l'étude de l'eczéma, nous rencontrons plus d'obstacles à surmonter pour faire triompher nos idées et pour faire admettre dans un même genre des affections qu'on a toujours eu le tort de considérer isolément à leur période d'état, sans s'inquiéter de leur début et sans chercher à retrouver la filiation qui les unit à l'eczéma-type dont la description si connue se retrouve dans les écrits de tous les dermatologistes. Déjà l'assimilation de l'impétigo à l'eczéma avait trouvé, malgré son évidence, de nombreux contradicteurs; que sera-ce donc du pityriasis et du lichen? Cependant, pour peu qu'on fasse un examen comparé de ces dernières éruptions et qu'on les suive depuis leur début jusqu'à leur terminaison, le doute nous semble bien difficile, et il suffit d'avoir regardé sans idées préconçues quelques malades atteints d'eczéma pour se convaincre du passage progressif et insensible de la forme vésiculeuse à la forme squameuse ou papuleuse, et de la multiplicité des lésions élémentaires qui se succèdent dans le cours d'une même affection.

Il existe plusieurs sortes de pityriasis : le pityriasis *versicolor* ou *lutœa* est de nature parasitaire et ne peut trouver place ici qu'à l'article du diagnostic différentiel; les pityriasis *rubra*, *rosé* et *circiné*, quoique de nature probablement herpétique, sont des affectionss péciales qui forment un genre à part dans la famille des dartres et que nous aurons à traiter plus tard. Reste enfin le plus commun de tous les pityriasis, désigné précisément en raison de sa fréquence sous le nom de *communis*, à cause de sa couleur sous le nom d'*alba*, et qui reçoit encore, pour sa bénignité, la dénomination de *simplex*. Cette forme se rattache directement à l'eczéma dont elle n'est que la période ultime, que le dernier degré et le mode constant de terminaison.

Ce pityriasis est diffus et ce caractère le distingue des pityriasis circiné et rosé; on peut toujours le considérer soit comme l'expression la plus bénigne et la plus superficielle de l'eczéma, soit comme la terminaison de cette même éruption qui a pu offrir dans ses périodes précédentes une intensité variée; ce qui revient à dire que ce pityriasis peut exister d'emblée ou n'être qu'un degré de l'eczéma. Aucun signe ne permet de distinguer les pityriasis de ces deux origines, et c'est en vain que les médecins willanistes cherchent à établir entre eux des différences spécieuses. La pratique vient donner un démenti formel à ces prétentions, si bien que nous avons vu, dans son service, leur plus chaud défenseur, M. Devergie lui-même, recevoir des faits la négation complète de ses opinions.

Laissant donc de côté la distinction tout hypothétique du pityriasis idiopathique et du pityriasis eczémateux, nous dirons que le *pityriasis diffus*, *commun* ou *blanc* est caractérisé par une abondance de petites squames épidermiques blanches, parfois lamelleuses, et dans d'autres cas furfuracées. Elles reposent sur la peau de couleur normale ou bien sur un fond un peu rouge. Elles s'accompagnent de très légères démangeaisons, et l'on peut dire que la desquamation forme le seul caractère important de cette affection. Toutefois elle tire une certaine gravité, sinon de son pronostic immédiat, du moins de son pronostic éloigné. Le pityriasis commun est, en effet, une maladie dartreuse, et, comme telle, nous pouvons lui appliquer les principes généraux que nous avons donnés sur le pronostic des dartres. De plus, ce n'est qu'une espèce d'eczéma, et nous en trouvons la confirmation dans le nombre relativement considérable de malades qui, soignés par nous pour des pityriasis, notamment de la tête, sont revenus plus tard nous consulter pour des eczéma francs survenus en différents points du corps, principalement au cuir chevelu, à la face et aux oreilles. Il est d'un autre côté un grand nombre de cas où une interrogation consciencieuse du malade révèle un suintement eczémateux avant l'apparition de la desquamation, et ces faits, comme de juste, doivent rentrer sous la loi commune qui régit le pronostic des maladies eczémateuses.

6° Lichen. — On a répété pour le lichen les mêmes objections déjà faites à la réunion du pityriasis et de l'eczéma ; cette fois encore, nous ne chercherons point à les réfuter autrement que par l'examen des faits. Pour nous, dans la majorité des cas le lichen est une éruption de nature dartreuse se rattachant au genre eczéma, dont elle forme, non plus une variété comme l'impétigo, mais une espèce particulière, reliée toutefois au genre par des caractères si intimes, qu'on ne saurait l'en séparer, et qu'en thérapeutique, plus encore qu'en diagnostic, il importe de les envisager simultanément.

Le lichen offre trois caractères pathognomoniques, ce sont la rudesse de la peau, l'augmentation de son épaisseur et l'exagération de ses rides.

Ces trois lésions fondamentales du lichen semblent tout

d'abord totalement étrangères à l'eczéma. Mais il nous faut remarquer qu'elles caractérisent le lichen confirmé, invétéré, qu'elles sont loin de se rencontrer au début de cette affection et que ce n'est que progressivement et par une série de transformations et d'altérations successives que la peau subit des changements aussi profonds et aussi nets. A la période initiale, le lichen offre une quantité considérable de petites papules agminées, pleines, mélangées intimement à un certain nombre de vésicules, voire même de vésico-pustules. Ces trois variétés d'éléments d'abord distincts ne tardent point à se mêler, à se confondre, à s'écorcher ou à se rompre par le frottement ou le grattage, et il en résulte un ensemble de papules et de vésico-pustules, les unes intactes, les autres recouvertes de croûtes jaunes, sèches, qui diffèrent un peu d'aspect et de consistance avec celles de l'eczéma franc. Peu à peu ces croûtes tombent pour se renouveler et se détacher encore jusqu'à ce qu'une dernière chute laisse à nu la peau avec la triple altération caractéristique d'épaississement, de rudesse et de profondeur des plis, que nous avons déjà signalée. Cet état de l'enveloppe cutanée qui est l'indice du lichen le plus légitime survient encore à la suite des eczéma chroniques les plus francs, et, de même que pour les pityriasis, il est impossible, si on n'interroge les antécédents, de reconnaître si un lichen-type résulte de la série de phénomènes que nous venons de signaler ou n'a été qu'un des modes de terminaison de l'eczéma chronique. Bien plus, c'est que dans nos salles où il est aisé de suivre certains malades qui se représentent et rentrent à l'hôpital de temps à autre, nous avons vu que la majorité de ces lichens, qui offrent en quelque sorte l'exagération des caractères pathognomoniques, ne sont que la conséquence d'eczéma d'abord aigus, puis chroniques, qui altèrent la peau, se sèchent et se transforment en vrais lichens sur lesquels, de temps à autre, se fait encore une poussée passagère eczémateuse.

Plus que toutes les autres formes de la dartre le lichen entraîne un haut degré de cuisson et de démangeaison dont la violence peut atteindre une telle intensité, que certaines variétés de cette éruption rendent la vie véritablement insupportable.

Toutes les éruptions de lichens ne sont point identiques entre elles ; elles offrent même des différences assez tranchées pour nécessiter la formation de variétés qu'ont trop multipliées les élèves de l'école de Biett et que nous croyons pouvoir réduire à quatre formes, seules utiles à connaître, à savoir : le lichen *simplex*, le lichen *agrius*, le lichen *invétéré* et le lichen *hypertrophique*.

Le *lichen simple* est celui que nous avons choisi comme type de notre description ; aussi n'avons-nous presque rien à y ajouter : les papules, petites, disséminées ou confluentes, se recouvrent d'une squame ; le prurit est assez violent, et la guérison est la terminaison ordinaire. Sa durée varie d'un à sept ou huit septénaires, chiffre qu'il ne dépasse guère. Il apparaît surtout au moment des premiers froids et pendant l'hiver, époque où nous l'avons vu résulter fréquemment des frottements prolongés des étoffes de laine appliquées directement sur la peau; l'usage d'un caleçon de toile a presque toujours suffi pour le faire disparaître.

Le *lichen agrius* est la forme qui offre le plus de rapports avec l'eczéma. C'est un mélange de ces deux affections, un composé de papules, de vésicules et de pustules qui s'écorchent, fournissent un liquide concrescible, s'encroûtent et offrent les caractères d'aspect et de marche de l'eczéma, si bien qu'alors même qu'on a vu le début de l'affection, il devient impossible de reconnaître lequel des deux y domine de l'eczéma ou du lichen. Cependant la peau rougit, de nouvelles vésico-pustules apparaissent sur ces plaques, se mêlent à quelques papules, et l'on voit ainsi les symptômes de l'eczéma qui domine de plus en plus passer peu à peu de l'état aigu à l'état chronique. Les poussées de *lichen agrius* guérissent assez rapidement, mais leur répétition et leur succession impriment fréquemment à la maladie les caractères de la chronicité. Au suintement et aux croûtes eczémateuses de la seconde période succède une desquamation furfuracée qui aboutit à une simple rudesse de la peau, de telle sorte que cette variété de lichen peut se résumer dans les phénomènes des trois périodes de l'eczéma, en leur adjoignant seulement l'existence de quelques papules au début et l'induration chagrinée de la peau à sa terminaison.

Le nom seul du *lichen invétéré* suffit pour le définir; sa gravité consiste moins dans l'intensité de l'éruption que dans la ténacité des altérations du tégument. Il n'a pour caractères spéciaux que l'exagération des phénomènes normaux du lichen; l'éruption du début est à peine sensible, et cependant la peau acquiert rapidement une épaisseur énorme ; sa rudesse est comparable à celle de l'enveloppe cutanée de certains pachidermes ; des rides se creusent profondément ; c'est à peine parfois si l'on peut la pincer et la faire mouvoir sur les tissus sous-jacents, tant elle est épaissie ; elle se recouvre enfin de lamelles épidermiques qui simulent le psoriasis et constituent son caractère dominant. Dans cet état elle devient le siége fréquent de poussées d'eczéma impétigineux pour peu que le malade fasse un excès quelconque de table, de veille, de travail, etc. Ce lichen qu'on voit souvent succéder à des eczéma francs se prolonge presque indéfiniment et nous en connaissons qui datent actuellement de plus de vingt ans.

Le *lichen hypertrophique* est une affection rare et non décrite dont il existe actuellement deux fort remarquables exemples sur deux malades couchés dans notre service : l'un à forme eczémateuse végétante, au n° 62 de la salle Henri IV; l'autre à forme lichénoïde hypertrophique pure, au n° 36 de cette même salle. Il consiste en de véritables végétations fongueuses, exulcérées, en forme de choux-fleurs, de masses aplaties végétantes, ou de tubercules mous pédiculés. Au premier examen, sans pouvoir dénommer cette affection, on serait tout au moins fort loin de la rattacher au lichen. Ce n'est qu'en remontant des végétations les plus volumineuses à celles qui ont déjà disparu, en considérant le passage qui se fait par une gradation imperceptible des tumeurs les plus saillantes aux macules pigmentaires, aux plaques-types de lichen offertes par le même sujet, en remarquant l'absence de toute cicatrice après la disparition de masses végétantes aussi considérables, enfin en notant l'espèce de poussée eczémateuse qui se fait à la surface de ces tumeurs lorsqu'elles sont irritées par quelque cause locale ou générale ; ce n'est, disons-nous, que par l'ensemble de ces moyens que nous avons pu nous assurer de la nature réelle de cette affection et la rattacher ainsi à l'espèce nosologique à laquelle elle appartient.

Il est encore de nombreuses variétés de lichen que les médecins de l'école anatomique se sont plu à inventer et à décrire, mais dont l'énumération ne peut que charger inutilement la mémoire. Tels entre autres le lichen *urticatus*, qui n'est qu'un érythème ; le lichen *tropicus*, sorte d'érythème mêlé d'urticaire et propre aux pays chauds ; le lichen *lividus*, lichen ordinaire qui emprunte sa couleur pâle à l'état cachectique des sujets sur lesquels il se développe ; le lichen *pilaris*, qui n'est qu'un pityriasis ; le lichen *podicis*, etc., etc.

Le siége du lichen est pour nous le même que celui de l'eczéma ; loin d'admettre, comme M. Cazenave qui se base surtout sur l'intensité du prurit, que le lichen réside exclusivement dans une lésion des papilles de la peau, nous le plaçons dans plusieurs des éléments de l'enveloppe cutanée et ces lésions multiples nous expliquent les divers phénomènes que nous offre cette affection.

Le lichen forme donc une espèce particulière dans le genre eczéma; nous l'avons tant de fois rencontré à la suite et comme conséquence de cette affection, nous l'avons vu si souvent se mêler et s'unir intimement à cette éruption, que nous ne saurions l'en séparer, et que, tout en reconnaissant qu'il forme une espèce distincte, nous le rattachons sans hésiter à l'eczéma dont il fait partie essentielle. L'étiologie et la thérapeutique sont les mêmes de part e td'autre ; aussi, en réunissant et en groupant ces maladies dans un même genre, faisons-nous disparaître les inconvénients sans nombre inhérents à leur séparation, nous facilitons leur étude et surtout nous faisons progresser leur traitement. En terminant cependant, nous insistons encore sur ce point, à savoir que le lichen et l'eczéma ne sont point absolument identiques, et que, par conséquent, lorsqu'on se trouve en face d'un malade atteint d'une de ces deux formes morbides, on doit compléter le diagnostic en cherchant à reconnaître et à nommer la variété qui prédomine.

B. — *Variétés suivant la configuration.*

Bien moins importantes et moins nombreuses que les précédentes, les variétés de l'eczéma suivant la configuration ne diffèrent de l'éruption normale que par la forme et l'étendue de leurs contours ; leur histoire est par suite identique avec celle de l'eczéma commun, et maintes fois on pourrait prendre comme types de description celles de ces affections qui, pour être bien limitées et bien circonscrites, n'en offrent pas moins toute la série de phénomènes et tous les caractères qui distinguent l'eczéma normal. Nous n'avons donc qu'à les signaler ici sans nous appesantir sur leur histoire, renvoyant pour leur étude plus détaillée au paragraphe consacré à l'examen de l'eczéma en général.

Suivant l'étendue de l'affection et d'après la régularité et la netteté de ses contours, on a créé deux variétés qui tirent leur nom de leur forme même, et qui sont l'eczéma *circonscrit* et l'eczéma *diffus*.

L'eczéma circonscrit prend le nom d'*impetigo figurata* quand il est limité de telle sorte qu'il forme des plaques nettes dont les contours sont bien tranchés ; il offre la vésicule de l'eczéma et surtout les pustules de l'impétigo ; il siége indifféremment sur le tronc, les membres, la figure des malades, et ne se distingue des autres variétés de l'eczéma impétigineux que par la netteté de ses limites.

L'*eczema larvale* ou l'*impetigo larvalis* se distingue du précédent en ce qu'il est plus diffus, et siége uniquement sur la face sur laquelle, ainsi que l'indique son nom, il s'applique comme une sorte de masque.

Nous signalerons encore une variété d'eczéma auquel M. Devergie a, en raison de sa forme, donné le nom de *nummulaire*. Ce sont des plaques parfaitement arrondies et limitées, dont la vue rappelle assez bien l'empreinte laissée sur la peau par une pièce de monnaie. Elles sont généralement multiples, d'une extrême ténacité, et, ainsi que le remarque M. Devergie lui-même, elles constituent une des formes de l'eczéma dont la guérison est le plus difficile à obtenir et la récidive le plus fréquente. Leur caractère dominant est donc une grande tendance à se perpétuer.

Rappelons aussi la variété de lichen dite *lichen circonscrit*, qui forme des plaques arrondies sur lesquelles on retrouve tous les éléments du lichen ou de l'eczéma lichénoïde; son intérêt réside précisément dans sa forme qui le rapproche de l'aspect offert par les affections circinées parasitaires avec lesquelles on l'a souvent confondu.

L'eczéma diffus, dont les deux principales variétés sont,

l'*eczema sparsum* et l'*impetigo diffusa*, est de beaucoup la plus fréquente des formes qu'affectent les éruptions eczémateuses. On trouve ici, du reste, la confirmation d'un des caractères que nous avons assignés aux maladies dartreuses, qui naturellement s'étendent, envahissent de larges surfaces et se généralisent, tout en respectant cependant certaines parties de la peau dont la permanence à l'état sain suffit alors pour trancher le diagnostic d'avec le pemphigus.

C. — *Variétés suivant le siége.*

Il n'est guère d'affections qui ne reçoivent de leur siége, en telle ou telle partie du corps, certaines modifications qui, sans en faire disparaître les caractères essentiels, en altèrent du moins les traits accessoires et entraînent ainsi dans le diagnostic des hésitations et des erreurs que l'expérience seule apprend à éviter. L'eczéma n'échappe point à cette règle, et plus encore peut-être que la majorité des lésions externes, il puise dans son siége, dans la nature, dans la situation et les fonctions des parties sur lesquelles il se développe un ensemble de symptômes qui changent son aspect normal et nécessitent une étude toute spéciale. Habituellement légères, ces modifications atteignent parfois de telles proportions, qu'en se rapportant aux signes les plus superficiels et en négligeant la recherche des caractères fondamentaux qui persistent toujours malgré les altérations qui les masquent, le diagnostic, dans certaines éruptions, demeure incertain et ne trouve sa solution que dans la connaissance des antécédents et dans un examen sérieux et attentif de la maladie. Ces variétés sont multiples, et, malgré notre désir de les simplifier et de ne citer que les plus importantes, nous aurons à en rappeler un bon nombre.

1° ECZEMA PILARE. — Ainsi que l'indique ce nom, il s'agit ici d'une éruption ayant pour siége les régions recouvertes de poils et notamment le cuir chevelu. Qu'elle s'y développe d'emblée ou qu'elle les envahisse progressivement en gagnant des parties glabres vers les parties pileuses, sa ténacité est extrême, et, par le fait même de l'existence des poils, tout eczéma acquiert une gravité et une persistance presque inconnues sur les autres régions du corps. A l'état aigu et dans sa forme type, cet eczéma est caractérisé par un mélange de vésicules et surtout de pustules confluentes qui se rompent promptement et fournissent un suintement visqueux abondant qui se concrète pour former des croûtes molles et épaisses sus-jacentes à de légères exulcérations. Les poils ne tardent point à s'imprégner du liquide excrété, ils s'intriquent, adhèrent les uns aux autres, se mêlent de croûtes, et de cette espèce de feutrage gluant s'exhale une odeur spéciale, nauséabonde qui résulte de la putréfaction des produits exhalés laissés en permanence sur le cuir pileux.

Sur le cuir chevelu, cette forme de l'eczéma affecte deux variétés désignées sous les noms d'impétigo ou d'eczéma diffus et granulés.

La première de ces deux formes, l'*eczema diffusum*, donne des croûtes et un suintement abondants qui agglutinent si solidement les cheveux que l'usage du peigne devient impossible et provoque de violentes douleurs. Il s'exhale de la chevelure une odeur fade et fétide ; les cheveux tombent et ne repoussent que plus tard alors que la lésion du cuir chevelu a disparu. On en trouve un exemple quotidien dans la calvitie consécutive à la présence des achores sur la face et la tête des enfants, calvitie qui ne laisse plus de traces quelques mois après la guérison. Ajoutons cependant qu'il n'en est pas toujours ainsi chez les adultes dont les cheveux repoussent encore, mais moins serrés et moins abondants qu'avant leur chute. Le tissu cellulaire sous-dermique partage l'inflammation du derme ; il se tuméfie, se gonfle, et la calotte crânienne fournit au doigt qui la presse la sensation habituelle des parties œdématiées. Cette tuméfaction des couches profondes du derme est un signe certain que la guérison n'est point encore obtenue et que la rechute est imminente si on interrompt le traitement; par contre, sa disparition totale est l'indice d'une grande amélioration et d'une prochaine guérison. Il se forme en outre parfois dans l'épaisseur du derme de petits abcès sous-cutanés; enfin les ganglions du cou peuvent se tuméfier et s'engorger sans que cette altération soit une manifestation de la scrofule; ils suppurent même facilement en raison de l'excitation permanente que leur imprime l'inflammation constante du cuir chevelu.

La durée de cet impétigo est très variable et se prolonge chez certains sujets peu soigneux pendant un temps fort long. Quoi qu'il en soit du reste, lorsque l'amélioration survient, elle se signale par la dessiccation des croûtes, la diminution du suintement, une fétidité moindre de l'odeur; peu à peu aux masses croûteuses molles, jaunâtres et volumineuses, succèdent une substance plus grise et des croûtes plus minces qui finissent par se réduire à de simples squames épidermiques, véritables lamelles de pityriasis ; dans cette variété comme dans la plupart des eczémas la maladie se termine donc par une desquamation furfuracée abondante dont la durée se prolonge souvent pendant plusieurs mois et qui n'est autre que le *pityriasis capitis*, affection que nous avons déjà décrite comme un eczéma ancien du cuir chevelu arrivé à desquamation et se maintenant à cet état pendant un temps indéterminé. Souvent à cette époque le médecin qui ne jugerait l'affection que d'après son état actuel et qui négligerait l'étude des antécédents pourrait croire à son développement spontané, et soupçonner à peine la préexistence de l'éruption pustulo-vésiculeuse. Nous ne voudrions point cependant dénier au *pityriasis simplex* toute possibilité d'existence en dehors de l'eczéma, mais de tels faits sont rares, et encore est-il important de remarquer qu'ils ne surviennent que chez les sujets doués d'un tempérament dartreux, prédisposés aux affections herpétiques, ayant déjà offert des éruptions de cette nature, si bien que dans les cas où il apparaît d'emblée et comme première manifestation de la dartre on peut prédire presque à coup sûr pour une époque plus ou moins éloignée l'apparition d'accidents du même ordre. C'est là une loi qui ne souffre que fort peu d'exceptions et que nous sommes à même de vérifier chaque jour dans notre clientèle. Mais qu'on prenne garde toutefois de confondre le pityriasis avec les *crasses* qui le simulent assez bien, recouvrent en totalité ou en partie la calotte crânienne, et ne sont qu'un mélange de lamelles épithéliales et d'excrétions sébacées et sudorales.

Il est une autre variété plus grave du pityriasis; c'est le *pityriasis capitis lamelleux*, formé de larges squames adhérentes, qui se moulent sur le cuir chevelu, se fendillent, se divisent en écailles dont les dimensions varient de celle d'une pièce de 50 centimes à celle d'une pièce de 1 franc, persistent un certain temps, puis tombent pour se renouveler ensuite. Cette desquamation s'accompagne d'un prurit assez intense et entraîne la chute à peu près complète des cheveux. Ceux-ci repoussent, mais toujours moins touffus qu'avant la maladie. C'est surtout chez les femmes qui viennent d'accoucher qu'on rencontre les exemples les mieux dessinés de cette affection.

L'impétigo du cuir chevelu offre, avons-nous dit, deux formes distinctes : l'*impetigo diffusa*, dont nous venons de faire l'histoire en y rattachant les pityriasis qui en dépendent, et l'*impetigo granulata*. Cette dernière variété est bien plus bornée que la précédente. Elle est due à de petites pustules isolées qui se rompent, forment une multitude de croûtes vulgairement nommées *gallons* qui agglutinent les cheveux en mèches minces ; ceux-ci prennent un aspect lanugineux, une couleur grisâtre ; ils sont parsemés de petits corps blancs qui y adhèrent et ne sont autre chose que des œufs ou lentes de poux, etc. Au milieu de la chevelure, sous les croûtes de l'impétigo, on voit pulluler et remuer une masse énorme de ces insectes.

Cette affection enfin s'accompagne constamment d'un engorgement volumineux des ganglions cervicaux. La présence de ces parasites distingue essentiellement pour nous l'*impetigo granulata* de l'*impetigo diffusa*, en ce que celui-ci est une dartre, tandis que le premier n'est qu'une maladie accidentelle du cuir chevelu de nature parasitaire, causée et entretenue par l'irritation qu'excite sur le derme la présence d'un grand nombre de poux. Ce serait donc un ecthyma bien plutôt qu'un impétigo et notre opinion trouve sa confirmation dans le traitement. Il suffit en effet de couper les cheveux, de tuer les poux avec quelque préparation insecticide, de calmer la vive inflammation qu'ils occasionnent, et grâce à ces simples soins d'hygiène, la maladie guérit rapidement.

2° L'IMPÉTIGO DE LA BARBE se présente quelquefois avec les caractères normaux de l'impétigo sous la forme d'une croûte bien limitée à la lèvre inférieure ou à la rainure médiane de la lèvre supérieure. Cette croûte brune ou grisâtre, traversée par des poils, constitue l'affection décrite par M. Devergie sous le nom fort juste d'*impétigo sycosiforme*. Il existe encore quelques doutes sur sa nature, et il n'est point absolument prouvé qu'au lieu d'un simple eczéma il ne s'agisse ici d'une maladie parasitaire, ainsi que le prétend M. Bazin. L'examen microscopique n'a point révélé l'existence de champignons, mais en revanche on trouve le poil aminci, un peu déchiré, altéré, offrant une série de renflements et d'étranglements alternatifs ; le bulbe est irrégulier, déchiqueté et inégal. En interrogeant en outre les malades sur leurs antécédents, ils finissent par donner presque toujours des renseignements qui ne peuvent guère laisser de doute sur l'existence antérieure d'un sycosis ou d'un herpès circiné. Nous croyons donc que, même en l'absence du champignon, il faut admettre ici une altération parasitaire du poil. L'affection champignonneuse s'est guérie ; le trycophyton a disparu ; mais il reste encore une inflammation des follicules pileux suffisante pour expliquer la sécrétion plastique à laquelle sont dues les croûtes et qu'entretient la présence du poil malade réduit à jouer le rôle de corps étranger sur les parois du follicule. La simple épilation suffit alors pour amener la guérison radicale, et l'usage des lotions parasiticides y est sans utilité, puisque depuis longtemps déjà le parasite a disparu. Dans les cas où l'inflammation de ces quelques follicules éveillerait la manifestation de la diathèse dartreuse préexistant chez le malade et se compliquerait d'une éruption herpétique, il faudrait combiner l'épilation avec un traitement spécial. Il en serait de même chez les sujets dont le tempérament scrofuleux aggrave et éternise les maladies accidentelles les plus simples.

3° Impétigo acniforme. — Il s'agit encore d'une autre variété de l'impétigo que nous rattacherions assez volontiers au groupe des affections parasitaires tricophytiques. C'est l'impétigo acniforme que caractérisent de petites pustules bien arrondies, qui ne durent que peu de jours, siégent dans la barbe ou les parties pileuses, disparaissent en laissant une macule violacée qui se résorbe promptement et qui se renouvellent par petits groupes isolés ou par pustules séparées, de manière à prolonger la maladie quelquefois pendant plusieurs années sans aucune interruption. Nous l'avons rencontrée surtout chez des sujets antérieurement affectés de sycosis ou tout au moins d'herpès circiné ; aussi en raison de ces antécédents, de la forme, du siége de l'affection et de sa longue durée, sommes-nous porté à croire qu'il s'agit ici, comme dans l'impétigo de la barbe, d'une modification de la peau causée par des champignons qui ont disparu après avoir altéré les poils et sont ainsi devenus la cause première de l'éruption pustuleuse.

D'après ces considérations, l'impétigo acniforme, de même que l'impétigo de la barbe, ne devrait point figurer parmi les dartres mais au nombre des maladies parasitaires ; toutefois nous ne sommes point encore assez certain de l'opinion que nous avançons ici avec réserve pour opérer cette scission, et nous laissons jusqu'à plus ample démonstration ces deux variétés d'impétigo à côté de celles qui leur ressemblent par la forme et dont il nous faut cependant savoir les distinguer.

4° Eczéma des oreilles. — On y rencontre des vésicules, des pustules, des croûtes intimement mêlées ; il occasionne habituellement un gonflement de l'oreille qui prend l'aspect et les caractères des oreilles érysipélateuses. Il se développe ordinairement sur la face externe de la conque ; mais en même temps qu'il envahit la rainure de l'oreille et qu'il gagne le cuir chevelu, il double le rebord de cette conque et pénètre dans le pavillon, puis dans le conduit auditif où il naît quelquefois d'emblée; la tuméfaction consécutive des parois du conduit explique la surdité qui accompagne toujours cette variété de l'eczéma, et qu'entretient plus tard, alors que la tuméfaction s'affaisse, la présence dans le conduit de croûtes et de produits abondants de sécrétion. Sa durée est longue; il arrive cependant à desquamation et donne lieu à un pityriasis furfuracé dont le mélange avec le cérumen et avec quelques poils tombés par suite de l'altération de la peau forme ces bouchons qui remplissent le fond du conduit auditif et sont une cause fréquente de surdité complète. Cette étiologie indique suffisamment le traitement qui, en pareil cas, doit se borner à des injections et à des applications émollientes.

5° L'ECZÉMA DE LA FACE, à l'état chronique, ne fournit matière à aucune remarque intéressante. Mais avec l'eczéma aigu et l'*eczema rubrum*, on voit apparaître une énorme tuméfaction de la face dont le tissu cellulaire lâche sous-dermique s'œdématie comme dans un érysipèle intense. Sur la peau, d'une couleur rouge plus ou moins foncée, on aperçoit à contre-jour de fort petites vésicules qui sont d'une grande utilité pour trancher le diagnostic d'avec l'érysipèle. Dans l'eczéma manque en outre ce rebord saillant bien marqué qui sépare dans l'érysipèle les parties malades des parties saines et forme la meilleure caractéristique de cette maladie. Il est rare également de voir l'érysipèle s'étendre comme l'eczéma d'emblée à toute la face, et on ne saurait trop mettre à profit ces différents signes pour porter un pronostic toujours bénin dans l'eczéma même étendu, grave au contraire et parfois mortel dans l'érysipèle de la face. On diminue son intensité et on abrége sa durée par des bains, des lotions émollientes, un régime doux, tous agents qui demeurent sans prise sur l'érysipèle dont la durée est régulière et la marche fatale.

Cette sorte d'eczéma gagne très facilement de la peau aux muqueuses ; il occasionne souvent ainsi par extension des conjonctivites et des blépharites chroniques dont la nature est essentielle à reconnaître pour instituer un traitement qui ne vienne point échouer contre ces affections naturellement rebelles et d'une rechute facile. Quand l'eczéma se propage des joues au rebord muqueux des lèvres, il affecte le plus souvent la forme fendillée : des squames abondantes recouvrent les petites fissures; leur chute laisse à nu une surface rouge qui se recouvre rapidement de nouvelles squames. Quand l'éruption gagne jusqu'à la muqueuse de la bouche et de la langue, l'épithélium macéré par la salive se soulève et se détache par lamelles minces et blanchâtres peu adhérentes, qui sont à la membrane muqueuse ce que les squames sont à la peau.

6° L'ECZÉMA DES SEINS n'a point de caractère spécial; nous dirons seulement qu'il s'accompagne très souvent de petits abcès sous-cutanés ; mais cette particularité lui est commune avec l'eczéma des aisselles. Si nous lui consacrons une mention particulière, ce n'est donc point en raison de sa forme, mais à cause de sa valeur diagnostique. On doit savoir que, lorsqu'il est bien localisé aux seins ou au pourtour du mamelon, il est un indice certain de la gale, et que chez la femme il constitue un des meilleurs signes de cette maladie. On ne doit excepter de cette règle générale que les femmes enceintes et les femmes nourrices, chez lesquelles la surexcitation de l'organe mammaire prédispose à l'eczéma entretenu d'ailleurs par l'action irritante du lait qui se répand sur le mamelon et s'y acidifie. La guérison ne s'obtient que par la disparition de ces trois causes : destruction de l'acarus, cessation de la gestation, suppression de l'allaitement ; encore l'éruption est-elle tenace et, quoi qu'on fasse, assez longue à disparaître complétement, même après l'ablation de la cause qui l'a développé.

7° L'ECZÉMA DE L'OMBILIC se rapproche de l'eczéma des muqueuses à cause du peu d'épaisseur de la peau et du contact des parois du creux ombilical qui assimilent presque cette dépression à une cavité muqueuse. Il coïncide souvent avec l'eczéma du ventre et persiste même après la guérison de ce dernier. Son importance résulte surtout de l'erreur où il peut induire un observateur inexpérimenté, en simulant la plaque muqueuse syphilitique qui n'est point rare en cette région ; celle-ci d'ailleurs est plus saillante, plus fongueuse, légèrement grisâtre, et entraîne avec elle un traitement et un pronostic tout autre que celui de l'eczéma.

8° ECZÉMA DES PARTIES GÉNITALES. — Il présente deux ordres de caractères ; les uns propres à chacun des deux sexes, les autres communs à l'homme et à la femme.

Chez la femme, cette éruption siégeant autour des

grandes lèvres est tenace ; elle se caractérise par un mélange de vésicules, de pustules et de squames, et ne tarde point à se propager aux petites lèvres, à la vulve et à la muqueuse du vagin. Il s'ensuit une démangeaison des plus intenses et des plus fatigantes, qui appelle presque invinciblement le grattage, et devient chez les enfants l'origine presque constante d'habitudes de masturbation. Pour peu que l'eczéma persiste quelque temps, il produit la vaginite eczémateuse, avec rougeur vive du vagin, gonflement et exagération des plis de la muqueuse, suintement séro-purulent, sentiment de tension pénible, de chaleur et de prurit, tous symptômes qui simulent la vaginite blennorrhagique, si bien qu'on en est souvent réduit pour établir le diagnostic à rechercher l'existence d'autres poussées concomitantes d'eczéma au périnée ou autour des grandes lèvres. Notons cependant que le suintement de la vaginite dartreuse est plus séreux que celui de la vaginite blennorrhagique, que le prurit y est beaucoup plus intense, et que l'eczéma reçoit une exacerbation presque constante de l'excitation qu'imprime à ces régions la congestion cataméniale.

Chez l'homme, l'eczéma siége à la verge où il produit des vésicules, un suintement, des squames et quelquefois même de l'œdème. Dans la forme aiguë on voit souvent sur le gland ou sur le prépuce quelques vésicules agminées, transparentes, qui se sèchent, disparaissent et laissent une macule violette qui ne tarde point à se résorber. Mais leur marche n'est point toujours aussi simple ; la sérosité peut devenir purulente, la vésico-pustule s'accroître, l'épiderme se déchirer et dès lors subsiste une exulcération arrondie, à laquelle la tuméfaction des parties sous-jacentes et environnantes donne une profondeur apparente qui peut simuler le chancre avec d'autant plus de vraisemblance que cette variété d'eczéma apparaît surtout après les coïts opérés avec une femme nouvelle, aux sécrétions de laquelle l'organe mâle n'est point encore habitué. Toutefois cette ulcération disparaît en peu de jours, son fond se comble et se met à niveau avec la peau par suite du dégonflement du tissu cellulaire voisin, elle se cicatrice enfin assez rapidement sans laisser aucun vestige. Mais en maintenant le malade, malgré cette guérison complète momentanée, sous le coup de fréquentes récidives. Les caractères qui permettent de distinguer ces ulcérations de celles du chancre sont importants à bien connaître ; en résumé, ils consistent dans l'apparition des vésicules ou de petites érosions le lendemain ou le surlendemain d'un rapprochement avec une femme avec laquelle on n'avait eu encore aucun rapport sexuel, dans la formation de plusieurs vésicules agminées, groupées ou séparées qui se changent en ulcérations multiples, superficielles, à cicatrisation rapide, dans l'existence de gerçures antérieures sur le gland, d'eczéma sur quelque autre partie du corps, et surtout dans la répétition de ces mêmes accidents. C'est à cette maladie qu'on a improprement donné le nom d'*herpes præputialis*, dénomination fausse, puisqu'elle n'est autre chose qu'une variété de l'eczéma aigu, dénotant d'ailleurs chez le sujet atteint, ainsi que nous avons eu mainte occasion de nous en convaincre, l'existence de la diathèse dartreuse qui ne tardera point à se révéler plus clairement par des manifestations plus graves et plus nettes, dont on ne saurait cette fois mettre en doute la nature.

Nous devons signaler encore chez l'homme, à titre de variété assez importante, l'eczéma des bourses caractérisé par une sécrétion abondante et plus tard par la formation de squames minces, lamelleuses qui se renouvellent incessamment. Cet eczéma est de longue durée et récidive facilement.

L'éruption peut dans les deux sexes gagner le périnée, la rainure des cuisses, le pourtour de l'anus ; elle donne lieu à une abondante sécrétion plastique qui tache et empèse le linge. Des squames larges et abondantes lui succèdent, se fendillent et tombent sous forme de petites pellicules minces qui ressemblent à des pelures d'oignon.

La guérison ne s'obtient que lentement, car non-seulement cette éruption est sujette à de nombreuses recrudescences et à des récidives fréquentes, mais elle peut encore s'étendre plus loin et atteindre l'anus. Le rebord anal sous son influence se gerce, se fendille ; un prurit intolérable nécessite des grattages fréquents qui soulagent légèrement les malades en produisant le suintement d'un peu de liquide séreux. Enfin il en résulte des excoriations superficielles, véritables fissures de nature dartreuse qui diffèrent de la fissure chirurgicale autant par leur nombre presque toujours multiple, par leur peu de profondeur, que par leur traitement qui ne nécessite aucune opération et se borne à la médication générale ou locale des affections herpétiques.

9° Eczéma des membres inférieurs.— C'est moins à l'éruption elle-même qu'à ses complications habituelles que l'eczéma des membres inférieurs doit les particularités que nous avons à signaler. Chez la plupart des sujets, il coïncide avec l'existence de varices qui l'aggravent et tout au moins l'entretiennent presque indéfiniment. Il est commun de voir se former chez les sujets affectés de varices des jambes, sous l'influence des causes les plus insignifiantes en apparence, des ulcères qui progressent, s'étendent rapidement et dont les dimensions et surtout la durée défient parfois la thérapeutique la mieux instituée et la plus rationnelle. Ces ulcères, par l'irritation qu'ils entretiennent dans tout le membre, provoquent souvent chez les sujets prédisposés des manifestations eczémateuses qui ont pour point de départ la solution de continuité de la peau et demeurent alors asymétriques. Il arrive par contre que, chez d'autres malades également variqueux et dartreux, l'eczéma se développe d'emblée sur les membres inférieurs et l'exulcération qui le caractérise devient alors l'origine d'un ulcère variqueux qui substitue peu à peu ses caractères propres à ceux de l'éruption dartreuse. Dans ces deux cas l'eczéma guérit beaucoup plus difficilement ; il laisse toujours après sa disparition une sorte de cicatrice noirâtre qui n'est autre chose qu'une exagération de sécrétion du pigment de la peau dans les points qui ont été à la fois le siége de l'ulcère variqueux et de l'éruption herpétique. Cette coloration qui varie du noir au violet est donc indépendante de l'eczéma lui-même et ne révèle que l'existence de l'ulcère qui en a été la cause ou la conséquence.

10° L'ECZÉMA DES MAINS ET DES PIEDS est la dernière variété dont nous ayons à nous occuper, mais ses caractères sont si tranchés et si différents de ceux de l'eczéma-type, que nous y insistons tout particulièrement et que nous le subdiviserons en eczéma chronique et eczéma aigu.

L'eczéma *chronique* des mains se caractérise par un mélange d'exulcérations superficielles, avec suintement séro-plastique et croûtes, de gerçures et de fissures, de petites papules qui simulent le *lichen agrius* ou le lichen chronique, lésions dont l'ensemble présente un aspect assez caractéristique auquel on a donné généralement le nom de *gale des épiciers*. On rencontre cet eczéma chez les gens que leur profession oblige à manier fréquemment des substances liquides ou pulvérulentes irritantes, à tremper habituellement leurs mains dans des liquides alternativement chauds et froids, si bien que cette maladie est en quelque sorte le propre de certaines profession telles que celles des ouvriers en produits chimiques, des teinturiers, des épiciers, des confiseurs, des garçons de café, des cuisiniers, etc. Notons toutefois que les contacts irritants auxquels ces professions exposent les mains de ceux qui les exercent ne résument point en eux toute l'étiologie de l'affection dans laquelle ils ne jouent que le rôle de causes occasionnelles. Bien des gens en effet se soumettent journellement à l'action de ces irritants et exercent impunément les professions que nous venons de mentionner ; ceux-là seuls chez lesquels existe la diathèse ou prédisposition dartreuse en ressentent les effets lorsqu'ils fournissent à cette diathèse une cause occasionnelle qui en favorise et en localise les manifestations.

L'eczéma *aigu* des mains ne ressemble en rien à l'eczéma chronique ; sa physionomie est telle qu'on l'a souvent confondu avec l'herpès et avec le pemphigus. Il n'est guère de médecins qui n'aient à se reprocher semblable erreur, fort excusable du reste, puisque nous l'avons vu commettre par des hommes rompus au diagnostic des maladies de la peau jusque dans les services de quelques-uns de nos collègues de cet hôpital. L'eczéma aigu des mains survient principalement pendant les chaleurs de l'été ou vers la fin du printemps. Il est constitué par une tuméfaction des parties atteintes qui va en croissant jusqu'à la période d'état de la maladie. La peau est rouge et cette couleur devient de plus en plus foncée à mesure que le gonflement augmente ; le malade ressent dans les parties lésées un sentiment de tension et de légère cuisson. En même temps on voit sur la région malade de petites vésicules confluentes qu'on ne distingue à leur début qu'à l'aide d'un examen fait à contre-jour ; elles augmentent rapidement de volume ; les cloisons qui les séparent se rompent, d'où suit leur réunion en grosses vésicules dont le volume atteint souvent les dimensions de la bulle. Lorsque l'épiderme est assez solide pour ne point se rompre ces vésicules s'affaissent ; elles ne laissent plus tard qu'une squame épidermique et des démangeaisons d'une grande intensité, qui deviennent parfois presque intolérables le matin et le soir. Quand les vésicules sont très confluentes et quand l'épiderme est très solide, ainsi qu'il arrive chez la plupart des manouvriers, les bulles peuvent atteindre progressivement et par l'adjonction successive des vésicules voisines, le volume d'une noisette, voire même d'un petit œuf. Elles forment alors la lésion que la majorité des médecins ont décrite sous le nom de pemphigus des mains. La sérosité qu'elles contiennent, d'abord transparente, se teinte en jaune par la sécrétion de cette matière particulière qui colore les croûtes de l'impétigo. Si la bulle reste entière, le liquide se résorbe peu à peu et bientôt on n'a plus qu'une squame large, épaisse, jaunâtre, due à la lamelle de l'épiderme doublée des matières solides concrétées que tenait en suspension le liquide résorbé. Si les vésicules, au lieu de demeurer intactes, se rompent d'elles-mêmes ou par le grattage, il en résulte des ulcérations superficielles qui ne tardent point à se recouvrir de croûtes minces et à se cicatriser.

L'affaissement des vésicules ou leur rupture avec exulcération simple sont les deux modes de terminaison les plus heureux de l'eczéma manuel. Il en est un troisième très fréquent où les accidents revêtent une tout autre gravité. Au lieu de se résorber, la sérosité des vésicules devient louche, purulente, et il se forme de véritables abcès sous-épidermiques; leur rupture est alors presque inévitable. Il s'ensuit des ulcérations du derme profondes, multiples, extrêmement douloureuses, émettant un suintement séro-purulent d'une odeur fade toute particulière; et pour peu qu'on les irrite par l'usage intempestif de quelques pommades excitantes, elles s'aggravent et se changent en vrais ulcères dont la guérison est toujours lente et difficile à obtenir.

A ces phénomènes locaux inflammatoires se joint une réaction générale parfois assez intense, surtout au début de la maladie; ce sont des frissons, du malaise, de la fièvre, en un mot tous les symptômes généraux qui dénotent une inflammation d'une des parties de l'organisme. La guérison de cet eczéma peut être complète, mais souvent aussi il passe de l'état aigu à l'état chronique et prend peu à peu les caractères que nous avons déjà assignés à cette dernière forme.

Aux pieds, l'eczéma se montre sous les mêmes apparences qu'aux mains, avec cette différence toutefois, que l'épaisseur et la solidité plus grande de l'épiderme sont un préservatif presque assuré contre la rupture des vésicules.

Comme on le voit, l'eczéma des extrémités diffère surtout des formes ordinaires de cette maladie, en ce que l'épiderme est d'une résistance telle, que tout d'abord il est difficilement soulevé pour former les vésicules, puis que, étant doué en raison de son épaisseur d'une grande force de résistance, il demeure intact, tandis que la pression du liquide amène la rupture des faibles cloisons qui séparent les unes des autres les vésicules, qu'enfin il ne cède et se déchire que lorsqu'une inflammation exagérée a produit la suppuration et profondément lésé le derme. Cette explication suffit pour démonter l'identité de l'eczéma manuel et de l'eczéma ordinaire, malgré les différences si tranchées qui semblent les séparer au premier examen. De plus, la communauté de nature de ces deux affections ressort de l'alternance et de la coexistence fréquente de l'eczéma manuel et de l'eczéma normal des autres parties du corps; enfin, la forme chronique à laquelle aboutit souvent la forme aiguë est une nouvelle preuve de l'identité de cette dernière variété et de l'eczéma commun, qui lui aussi se termine fréquemment par un état chronique analogue à celui qu'on observe aux mains et aux pieds. Nous n'hésitons donc point à ranger cette maladie dans l'eczéma et à lui refuser les dénominations faussement appliquées d'herpès et de pemphigus.

§ III. — Complications. — Diagnostic. — Pronostic. — Étiologie.

Complications. — Quelle que soit la variété de l'eczéma, il arrive fréquemment que l'éruption cutanée est compliquée de quelques autres accidents locaux qui altèrent ses caractères propres, ou qu'elle s'accompagne de manifestations variées de la diathèse qui l'a engendrée, soit en quelque autre point de l'enveloppe cutanée, soit sur le tégument muqueux, soit enfin sur les viscères. Ces complications ont une valeur et un pronostic fort différents, suivant qu'elles sebornent uniquement à aggraver la lésion locale et à prolonger la durée de l'eczéma ou qu'elles compromettent la santé générale du malade et révèlent l'influence funeste et prédominante de la diathèse dont l'eczéma n'est lui-même qu'une expression.

Parmi les premières nous trouvons une complication fréquente, douloureuse, fatigante pour le malade, mais sans gravité; c'est le développement de nombreux furoncles aux alentours des points envahis par l'eczéma, notamment quand cette éruption a pour siége les régions pileuses, telles que l'aisselle, le cuir chevelu et la nuque.

Les eczémas des membres et principalement ceux des extrémités éveillent la susceptibilité des vaisseaux lymphatiques si multipliés en ces parties et deviennent ainsi l'origine de lymphangites parfois assez intenses et assez étendues qui se terminent fréquemment par la formation d'abcès superficiels du derme. On voit aussi les poussées eczémateuses qui se sont faites à la face ou à peu de distance des ouvertures naturelles gagner les rebords muqueux, de là se propager à la membrane qui tapisse les cavités et donner naissance à des affections souvent méconnues dans leur nature, rebelles au traitement et d'une guérison toujours lente et difficile.

Malgré leur gravité, ces altérations ne devront point se confondre avec celles qui naissent d'emblée sur les muqueuses et sont une manifestation spontanée de l'herpétisme au même titre que l'affection cutanée. Dans cette classe se rencontrent les angines granuleuses dont la marche est toujours chronique, la cure pénible, et la récidive imminente. L'altération de la muqueuse des voies respiratoires à laquelle M. Duclos (de Tours) a cherché à faire jouer un rôle exagéré dans la production des différentes variétés d'asthme est assez fréquente, quoique beaucoup plus rare que l'angine et moins diverse dans ses formes que ne l'a prétendu ce médecin. Les catarrhes bronchiques, peut-être certaines variétés de l'asthme, reconnaissent pour cause cette dernière altération; tantôt ils coïncident, tantôt au contraire ils alternent avec l'apparition des poussées cutanées. On note également chez les eczémateux de fréquents catarrhes vésicaux limités habituellement à la muqueuse du col. Nous n'avons remarqué que bien plus rarement les altérations de la muqueuse intestinale et la diarrhée qu'ont signalées Biett et ses élèves. Celle-ci ne survient, croyons-nous, que chez les malades cachectiques et débilités soit antérieurement à l'eczéma, soit par le fait même de l'étendue, de la durée et de l'intensité de l'éruption. La diathèse dartreuse semble du reste manifester son action sur les muqueuses des appareils respiratoires plus volontiers que sur celles des organes digestifs; elle apporte cependant quelques troubles dans la régularité des fonctions de ces viscères; elle occasionne notamment des gastralgies et des dyspepsies qui peuvent acquérir une grande intensité, alterner ou coïncider avec l'eczéma et qui ne cèdent qu'à la médication antiherpétique.

Enfin l'eczéma peut se compliquer d'affections viscérales graves qui ne se manifestent que longtemps après les premières apparitions de l'éruption tégumentaire. C'est ainsi que bon nombre des cancers que nous avons eu l'occasion d'observer étaient consécutifs à des eczémas, ainsi que nous l'avons déjà mentionné au début de ces leçons; nous répéterons d'ailleurs encore ici que, dans ces circonstances, le cancer ne peut pas être regardé comme le fait de la répercussion de la lésion cutanée, puisque fréquemment nous avons vu les deux maladies coïncider et l'eczéma persister jusqu'au moment de la terminaison funeste de la maladie.

Diagnostic. — Il offre rarement des difficultés; les caractères de l'affection avec la vaste acception que nous avons donnée à sa définition sont assez tranchés pour permettre de la reconnaître sûrement dans la majorité des cas et de limiter les incertitudes au diagnostic des espèces et des variétés. Les vésicules, les pustules, les vésico-pustules, les fissures du début spécifient si nettement la première période qu'il y a rarement matière à hésitation. Il en est de même de la seconde où le suintement séro-plastique, les croûtes jaunes et molles peuvent difficilement être simulées par aucune autre affection. Les squames minces, lamelleuses, fines et furfuracées de la période terminale, révèlent également, dans la majorité des cas, l'existence de l'eczéma. Cependant, malgré la netteté habituelle de ces caractères, il existe certaines éruptions qui simulent l'eczéma et nécessitent quelques détails particuliers pour faciliter leur diagnostic.

Parmi les maladies qui se rapprochent de l'eczéma, nous citerons en première ligne l'érythème qui entraîne un léger gonflement des tissus, mais dans lequel on ne rencontre ni vésicules, ni pustules, ni suintement; c'est une affection essentiellement sèche dont le caractère de siccité doit être opposé, au début, à l'humidité constante de l'eczéma à cette même période initiale. L'érythème *vésico-pustuleux*, conséquence d'une irritation développée à la peau par le contact d'un corps étranger, pourrait plus aisément simuler l'eczéma; toutefois dans cet érythème la rougeur est mieux circonscrite, les pustules sont moins confluentes, leur sécrétion moins plastique, les croûtes moins épaisses et la durée de la maladie moins prolongée. Les érythèmes se présentent, du reste, avec une acuité qu'on rencontre rarement dans l'eczéma. Enfin, dans l'érythème *intertrigo* dans lequel la difficulté du diagnostic augmente en raison de l'existence d'une sécrétion séro-purulente, l'altération est uniquement bornée aux surfaces en contact; elle ne dépasse point ces limites et se rencontre surtout chez les individus obèses et malpropres, chez lesquels, par la persistance de sa cause, elle offre une marche essentiellement chronique. Le suintement est ténu et sans plasticité, les croûtes ne se forment jamais, et le simple isolement des parties suffit pour amener la guérison.

On a confondu l'eczéma généralisé et à sa dernière période avec le *pemphigus foliacé*. Celui-ci fournit de larges squames qui se détachent et se renouvellent avec une grande abondance; sous ces lamelles existe un suintement séreux, peu plastique et de très superficielles exulcérations. En outre, le pemphigus finit par envahir toute la surface du corps, généralisation complète et absolue sur laquelle nous insistons à dessein par ce qu'on ne la rencontre jamais dans l'eczéma. Il est bien rare, enfin qu'un pemphigus, examiné avec attention pendant une certaine période de temps, ne montre pas quelques bulles dont l'apparition résout les dernières hésitations du diagnostic.

Nous n'avons que fort peu de choses à dire de l'*herpès*, affection que les willanistes subdivisent en nombreuses variétés, et qui pour nous cesse à peu près d'exister, telle du moins que l'entendaient Biett et son école, puisque de la plupart des maladies qui composaient ce groupe les unes appartiennent à l'herpès parasitaire, les autres rentrent dans l'eczéma, les autres encore représentent le zona et l'herpès fébrile. Sous le rapport du diagnostic nous avons à peine à citer le zona, que ses caractères propres, sa névralgie concomitante, sa délimitation si précise, le mode de groupement de ses vésicules, leur tendance à l'affaissement sans ulcération, permettent de reconnaître aisément et de ne point confondre avec l'eczéma. Quant à l'herpès des mains et à l'*herpes præputialis*, leur ressemblance avec l'eczéma est telle que nous avons dû en faire deux variétés de cette affection, et que dès lors elles n'ont plus à figurer au diagnostic différentiel de cette dernière maladie. Les quelques vésicules isolées ou groupées d'*herpes labialis* ou fébrile se reconnaissent aisément par la forme même des vésicules, par leur siége, par leur isolement, et par les symptômes fébriles généraux qui les ont précédées ou accompagnées.

Il nous reste à mentionner le *psoriasis* qui simule surtout l'eczéma squameux arrivé à la troisième période. La similitude entre ces deux affections se rencontre surtout au cuir chevelu où les lamelles du psoriasis sont blanches, farineuses au grattage, épaisses et dures, caractères qui appartiennent également à l'eczéma lichénoïde que revêtent de petites écailles épidermiques blanches. Dans ces circonstances le diagnostic se basera pour le psoriasis sur la coloration brune et sur l'épaississement de la peau, sur le mode de desquamation qui devient dans cette dernière affection rarement furfuracé, enfin sur les antécédents du malade qu'il faut toujours interroger avec soin, et qui indiquent d'une façon presque toujours très nette les diverses phases qu'a suivies l'éruption, et attestent sa sécheresse constante pour le psoriasis ou son suintement antérieur pour l'eczéma. Sauf quelques cas extrêmement rares, ces derniers caractères sont suffisants pour assurer le diagnostic.

Mais une fois l'eczéma reconnu et bien différencié des maladies qui peuvent le simuler, il nous reste encore à spécifier la variété à laquelle se rattache chacune des formes soumises à notre examen. Nous avons en effet considéré comme une même maladie et réuni sous un même nom générique l'eczéma franc des willanistes, le lichen, l'impétigo, le pityriasis. Or, tout en considérant le diagnostic de la nature de la maladie comme de beaucoup le plus important, nous croyons qu'on ne peut se faire une idée juste d'une maladie qu'en complétant ce diagnostic par celui de la variété. Dans la plupart des cas, c'est là chose aisée, aussi nous bornerons-nous à résumer en quelques mots leurs principaux traits, en renvoyant à leur description pour plus amples détails : l'impétigo se reconnaîtra à ses pustules, à ses croûtes melliformes, à l'acuité de ses poussées; le lichen à ses papules, à ses petites croûtes sèches adhérentes, grisâtres ou rougeâtres, à l'épaisseur et à la rudesse de la peau, et à la profondeur de ses rides; le pityriasis sera caractérisé par la sécheresse de la peau et surtout par ses squames fines, blanches et abondantes.

Ici se termine pour nous le diagnostic de l'eczéma; une fois parvenu à reconnaître sa nature, puis sa variété, nous nous croyons suffisamment éclairé pour établir son traitement rationnel. Il reste cependant encore un point dont nous n'avons pas à nous occuper d'après la doctrine que nous émettons dans ces leçons, mais dont se préoccupe constamment un de nos collègues de cet hôpital, M. Bazin ; après avoir établi le genre et la variété, ce médecin croit devoir encore discuter la question de la nature, et c'est pour lui un des points les plus délicats de la sémiotique et du diagnostic. Pour nous, ainsi que nous l'avons dit maintes fois, l'eczéma est toujours la manifestation d'une seule et même diathèse, de la diathèse dartreuse, si bien qu'une fois que cette éruption est reconnue et dénommée, sa nature ne saurait être douteuse. Il en est tout autrement pour M. Bazin : ce médecin admet l'existence d'un eczéma parasitaire, d'un eczéma dartreux, d'un eczéma scrofuleux et d'un eczéma arthritique ; il s'agit donc pour lui, après avoir admis l'eczéma, de compléter son diagnostic en le classant dans un de ces quatre groupes.

L'eczéma parasitaire est celui qui coïncide avec la présence de parasites végétaux ou animaux. Cette opinion s'éloigne ainsi des idées que nous avons émises, idées qui consistent à ne point voir dans l'existence du parasite l'unique étiologie de l'eczéma, mais à considérer cette éruption comme une simple complication, comme une lésion accessoire, dont le parasite est, il est vrai, la cause occasionnelle, mais qui n'est toujours qu'une manifestation de la dartre provoquée en tel ou tel point du corps par l'irritation permanente qu'entretient en ce point l'animal ou le champignon qui y est né, y vit et s'y développe. Envisager autrement l'eczéma nous semble d'autant moins fondé qu'on pourrait à aussi bon droit mettre en doute la nature dartreuse de l'éruption herpétique la mieux caractérisée, pour peu qu'une cause étrangère et accessoire quelconque ait contribué à son développement.

Nous serons bref sur l'histoire de l'eczéma arthritique; nous avons déjà exposé longuement et discuté les caractères des éruptions dues à l'arthritis ; aussi n'avons-nous plus à juger actuellement la valeur des signes que M. Bazin affecte spécialement aux eczémas qu'il rattache à cette origine, et nous contenterons-nous de leur énumération. L'eczéma arthritique serait, au dire de notre collègue, circonscrit, asymétrique, peu étendu, presque sec et ne donnant lieu qu'à un très léger suintement, siégeant sur les parties pileuses, au pourtour des parties génitales, aux membres et aux extrémités; enfin ses récidives se feraient sur la région occupée par les premières éruptions. Toutefois, en niant l'existence des maladies cutanées arthritiques, nous n'avons point prétendu que l'eczéma ne pût se rencontrer chez les sujets rhumatisants ou goutteux aussi bien que chez les individus exempts de ces maladies constitutionnelles ; mais là, comme en d'autres circonstances, nous voyons une simple coïncidence, sans que rien jusqu'à ce jour nous ait autorisé à établir entre deux affections si diverses un rapport réel de cause à effet.

Reste enfin l'eczéma scrofuleux auquel M. Bazin fait jouer un grand rôle dans l'histoire des maladies cutanées de l'enfance. Il se présente surtout sous la forme impétigineuse, et constitue cette éruption connue vulgairement sous le nom de *feu de dents*, désignée par les nosologistes du siècle passé sous la dénomination d'*achores*, et que

M. Bazin range dans les scrofulides bénignes sécrétantes. Le suintement de cet impétigo est très abondant, ses croûtes sont molles et épaisses, le prurit est peu intense, les ganglions cervicaux s'engorgent rapidement et inévitablement. Ce sont là, il est vrai, autant de caractères qui rappellent la scrofule, aussi croyons-nous que cette forme de l'eczéma n'offre un aspect si particulier qu'en raison du tempérament lymphatique et de la disposition scrofuleuse des sujets atteints. Mais, cette fois encore, de même que pour le rhumatisme et la goutte, nous admettons sans hésiter la coexistence de la scrofule et de la dartre, les manifestations de cette dernière maladie étant modifiées par les qualités particulières du terrain dans lequel elle se développe.

Pronostic. — Sans gravité réelle, le pronostic de l'eczéma ne laisse pas que d'être assez inquiétant en raison de sa durée souvent assez prolongée et en raison des récidives très fréquentes auxquelles sont exposés les malades qui ont une première fois déjà subi cette éruption. De toutes les formes de la dartre l'eczéma est la moins persistante; sa ténacité est moins prononcée que celle de certains pityriasis et surtout que celle de la plupart des formes du psoriasis. Les récidives, malgré leur facilité, sont souvent très éloignées; peut-être même pourrait-on citer l'histoire de quelques malades chez lesquels les poussées eczémateuses n'ont plus reparu et dont la guérison a été complète. De tels faits existent certainement, mais on doit reconnaître qu'ils sont extrêmement rares.

Le pronostic varie, du reste, suivant les conditions où se trouve le malade, et suivant la variété de l'éruption.

La forme aiguë est une des plus favorables à un prompt rétablissement, et si l'on trouve dans la pratique civile tant d'eczéma aigus passés à l'état chronique et d'une interminable durée, il en faut accuser plutôt un traitement tout d'abord mal dirigé que la maladie elle-même

Sur les parties glabres l'éruption est peu tenace; c'est ainsi qu'à la face, sur le dos des mains, elle disparaît aisément pour peu que le malade ne trouve point dans ses habitudes ou dans sa profession une cause persistante d'irritation qui entretienne et aggrave les accidents. Par contre, aux régions pileuses, sur le cuir chevelu, sur le menton, aux aisselles, au pubis, on n'en vient à bout que fort lentement et avec difficulté. Notons encore que l'eczéma des aines, du scrotum, de la face externe des grandes lèvres, du périnée, du mont de Vénus, trouve dans son extension aux surfaces muqueuses de l'orifice anal ou de la vulve une cause d'aggravation sérieuse qui met obstacle à une guérison prompte, et qu'on ne peut vaincre que par un traitement approprié et de longue durée.

C'est qu'en effet l'eczéma des muqueuses est naturellement rebelle et tenace. Les difficultés qu'on rencontre pour débarrasser les malades de cette éruption aux muqueuses anales et génitales se reproduisent quand il s'agit de guérir l'eczéma de la langue, de la bouche, des conjonctives. Quant aux lésions des muqueuses des voies respiratoires qui se manifestent par de l'asthme, de la bronchite, etc., ce sont toujours, quoiqu'elles n'entraînent point un danger immédiat, des altérations fâcheuses qui aggravent notablement le pronostic de la maladie.

Chez les vieillards, chez les individus cachectiques, chez les enfants scrofuleux et débilités, l'eczéma s'accompagne d'une hypersécrétion séreuse et épidermique qui fatigue les malades, augmente leur faiblesse et contribue à prolonger la durée de l'éruption. Il n'est même pas rare, chez les gens âgés, de voir cette affection devenir continue et inguérissable.

Etiologie.— Nous retrouvons ici l'application des considérations que nous avons développées à propos de l'étiologie des dartres en général. L'hérédité, sur laquelle nous avons tellement insisté que nous la présentons comme un des caractères qui figurent dans la définition des maladies dartreuses, l'hérédité est la cause par excellence de l'eczéma. Qu'on interroge des malades intelligents et surtout des personnes de la classe aisée où les enfants s'inquiètent de la santé de leurs parents et de leurs proches, et l'on trouvera par les antécédents de ces sujets quelle place importante le médecin doit réserver à l'influence héréditaire dans l'étiologie de l'eczéma. Les enfants d'un père dartreux ne sont cependant point voués fatalement à la dartre, et nous avons connu à ce principe d'assez nombreuses exceptions; il suffit, pour s'en rendre compte, de songer aux modifications qu'apportent dans la nature et les caractères d'un produit les qualités des deux êtres producteurs. Tel parent dartreux verra ce vice modifié dans son enfant, grâce aux qualités opposées de son conjoint, et par les habitudes, le mode d'éducation, le genre de nourriture, etc., auquel l'enfant se trouve soumis dès sa naissance.

Certaines périodes de la vie prédisposent aux éruptions eczémateuses par suite du travail qui s'opère dans l'organisme. L'enfant y est fréquemment sujet pendant ses premières années; l'eczéma impétigineux reçoit alors le nom vulgaire de gourmes, d'achores, de croûtes impétigineuses. Le travail de la première et de la seconde dentition nous a semblé favoriser notablement ces manifestations de la dartre, au point que chez certains enfants nous avons vu la poussée de chaque dent susciter une recrudescence de l'eczéma préexistant ou se révéler par l'apparition d'une nouvelle éruption. Nous avons remarqué assez souvent la production d'un fait analogue à l'époque de l'établissement de la puberté.

Il en est de même de certains phénomènes physiologiques dont l'action liée à une surexcitation de l'organisme a quelque analogie avec les causes précédentes; c'est ainsi que la grossesse et surtout la lactation favorisent l'apparition de l'eczéma. Cette éruption survient même si fréquemment à la suite des couches et peu après l'établissement de la sécrétion lactée que cette coïncidence habituelle a fait désigner, dans le monde, cette sorte d'eczéma sous le nom si connu de *lait répandu*.

Il n'est point de tempérament qui soit à l'abri de l'eczéma, toutefois il est à remarquer que la forme de la maladie varie généralement en raison du tempérament du sujet affecté; le malade lymphatique ou scrofuleux offrira d'ordinaire la forme impétigineuse, tandis qu'on verra le lichen se développer plus particulièrement chez les sujets nerveux et bilieux.

Les circonstances atmosphériques ont aussi une influence réelle sur les poussées de l'eczéma. C'est surtout au printemps, c'est pendant les chaleurs de l'été que surviennent ces éruptions aiguës, ces *eczema rubra* qui abondent principalement à cette époque dans les services de l'hôpital Saint-Louis.

Certaines professions favorisent tout spécialement la poussée de l'eczéma ; toutefois, de même que les circonstances atmosphériques, elles ne jouent que le rôle de causes occasionnelles en se bornant à favoriser l'action des causes premières. Nous pouvons grouper ces professions en trois sections distinctes. Dans la première, nous trouvons les individus exposés au maniement continuel de substances âcres et irritantes, et parmi eux nous citerons les fabricants de produits chimiques, les teinturiers, les confiseurs, les raffineurs, les épiciers, les garçons de café, les laveurs de vaisselle des grands restaurants, etc. Dans la seconde section figurent les sujets que leur profession oblige à des veilles prolongées et habituelles : nous y rencontrons les employés des chemins de fer, les sergents de ville, les ouvriers aux vidanges et aux égouts, etc. Dans la troisième enfin, nous plaçons les gens que leur métier maintient dans des conditions de chaleur artificielle qui rappellent l'influence de l'été sur les eczémas aigus : entre autres nous citerons les chauffeurs, les fondeurs, les boulangers, les cuisiniers, exposés à la fois à la chaleur continuelle de leurs fourneaux et au maniement de substances irritantes, etc.

Parmi les causes accidentelles nous rappellerons l'action provocatrice que nous avons déjà attribuée aux topiques. Chez les sujets disposés à l'eczéma l'application d'un vésicatoire, d'un emplâtre, d'un corps gras rance, d'une simple bande de sparadrap devient fréquemment le point de départ d'une poussée eczémateuse qui de là peut s'étendre et envahir les parties éloignées. Il n'est pas de consultation publique à notre hôpital où nous n'ayons, grâce à la naïveté des malades et à l'impudence des charlatans, de nombreuses occasions de vérifier cette étiologie.

Nous rappellerons enfin une cause adjuvante de l'eczéma signalée par tous les auteurs : c'est une alimentation trop azotée, trop excitante, l'abus de certaines substances, des épices, des poissons, des coquillages, des viandes noires telles que le gibier, de la charcuterie, etc.

Joignons-y l'influence des fatigues et des excès et surtout des excès alcooliques et de veilles, et nous aurons terminé l'énumération des principales causes qui chez les sujets à constitution herpétique occasionnent ou favorisent l'apparition et la persistance de l'eczéma.

§ IV. — Traitement.

L'examen détaillé que nous venons de faire des principales formes de l'eczéma, les considérations que nous avons développées sur la nature de cette affection et sur la thérapeutique générale des maladies dartreuses vont nous faciliter l'étude du traitement de l'eczéma, et nous permettre de préciser les indications qui ressortent tant de la nature même de la maladie que de ses principales variétés d'aspect ou de siége. La thérapeutique de l'eczéma est riche en agents de toute espèce, mais ce n'est malheureusement qu'une richesse tout apparente et qui cache souvent une pauvreté trop réelle. Parmi les diverses maladies qui sont du domaine de la médecine il n'en est peut-être aucune qui ait été l'objet pour le charlatanisme d'une exploitation plus éhontée que les maladies de la peau, et parmi celles-ci l'eczéma et ses nombreuses variétés sont sans contredit une de celles qui ont le plus exercé l'ingéniosité des prétendus guérisseurs. A côté des remèdes sans nombre qui reconnaissent une source aussi peu légitime se trouvent plusieurs agents thérapeutiques expérimentés par des médecins consciencieux; cependant leurs résultats diversement observés, parfois même leur action méconnue ou faussement interprétée, la diversité des tempéraments des malades, la variété des formes morbides, les différentes périodes de l'affection auxquelles on les a indifféremment appliqués, sont autant de causes qui ont obscurci leur histoire et qui ont fait pendant de longues années de la thérapeutique de l'eczéma une des parties les plus obscures et les plus diffuses de la dermatologie.

De nos jours, ce chaos a cessé d'exister pour le médecin qui joint à l'étude et à la critique des travaux de ses prédécesseurs une observation exacte des faits et la connaissance de la vraie nature de la maladie. C'est donc en nous basant sur les considérations que nous avons antérieurement développées tant sur les maladies dartreuses en général que sur les différentes formes de l'eczéma, que nous allons déduire les conséquences qui nous permettront de réduire cette thérapeutique à des règles fixes et de la débarrasser de tout son cortége de médicaments inutiles et de pratiques nuisibles. Pour arriver à ce but, il nous faut successivement passer en revue les diverses périodes de l'eczéma et étudier successivement la médication interne et la médication topique.

1° A la *première période*, lorsque l'eczéma est encore constitué par des vésicules intactes et qu'il existe dans l'éruption un élément franchement inflammatoire, il faut recourir uniquement aux antiphlogistiques locaux dont les plus usuels sont les bains et les lotions émollientes tièdes, composées d'une décoction de lin, de guimauve, d'un mélange d'eau et d'amidon cuit ou de son, etc. A cette époque on doit proscrire l'usage des cataplasmes qui ont pour premier effet de rompre les vésicules et d'aggraver ainsi l'affection. Il est en effet de remarque, ainsi que nous l'avons dit dans le cours de ces leçons, que certains eczémas survenus dans des régions où l'épiderme est suffisamment résistant pour ne se point déchirer facilement s'améliorent très rapidement, et doivent leur guérison à ce que l'épiderme appliqué sur le derme après la résorption du liquide des vésicules, le protége et prévient ainsi les suppurations et les fissures qui éterniseraient l'éruption. Nous devons donc chercher autant que possible à imiter la nature dans ce procédé, ou tout au moins nous devons éviter l'emploi des agents qui contrarieraient la marche et la guérison normales de l'affection.

Ces principes ne sont plus applicables à l'eczéma, même à son début, lorsqu'il a revêtu la forme de l'impétigo. En effet, dans cette variété de l'éruption la rupture des vésico-pustules et des pustules est la règle, quels que soient leur siége, leur discrétion ou leur confluence. Dès lors l'application de cataplasmes qui maintiennent la partie malade au milieu d'une humidité émolliente constante est parfaitement indiquée. Ces cataplasmes doivent se composer uniquement d'eau et de farine de riz ou de fécule de pomme de terre. La farine de graine de lin, en raison de la fermentation qu'elle subit rapidement, serait beaucoup plus nuisible qu'utile, et, loin d'éteindre l'acuité de l'éruption, l'exagérerait et contribuerait à la généraliser. On peut aussi se servir avec avantage de topiques pulvérulents, dont les meilleures sont les poudres inertes absorbantes de fécule, de riz, d'arrow-root, etc.

A ces moyens locaux on doit joindre des boissons émollientes et rafraîchissantes telles que l'eau d'orge ou de chiendent, la limonade, l'orangeade, l'infusion de chicorée sauvage ou quelques autres tisanes légèrement amères, et, comme nous le dirons d'ailleurs plus tard, les malades doivent être tenus à une diète alimentaire peu excitante.

2° Avec la *seconde période*, se rompent les vésicules et paraît un suintement abondant qu'il importe au médecin de modifier et de tarir. Pour cela, le moyen par excellence consiste dans l'administration de purgatifs à faibles doses et à usage continu qui agissent comme dérivatifs sur le tube digestif et ne tardent point à transporter pour ainsi dire la sécrétion pathologique de la surface cutanée à la surface muqueuse intestinale. Toutefois cette médication réclame l'usage de quelques précautions et le choix d'agents spéciaux ; on doit éviter avec le plus grand soin l'emploi des drastiques qui ne tarderaient point à enflammer l'intestin, à changer en état pathologique l'excitation physiologique qu'on provoque vers ce viscère, et dont l'unique résultat serait de compliquer l'affection cutanée d'une entérite grave. C'est uniquement aux laxatifs doux qu'il faut recourir, et parmi ceux-ci nous donnons la préférence aux substances végétales, manne, huile de ricin, infusion légère de séné, de rhubarbe, etc. Les sels neutres, en effet, par lesquels beaucoup de gens croient pouvoir indifféremment remplacer les préparations végétales, ont l'inconvénient de n'agir qu'à une dose assez élevée ; or, le médecin qui donnera tous les deux jours à un eczémateux 30 ou 40 grammes de sulfate de potasse, de soude ou de magnésie, ne tardera point à fatiguer l'intestin, en même temps que l'absorption de ces sels et leur transport dans la circulation placeront le malade précisément dans les conditions d'excitation qu'on s'efforce d'éviter en prescrivant une nourriture douce et peu épicée.

Dans la clientèle de la ville, nous recourons souvent aux eaux minérales *naturelles :* bien moins chargées de principes minéraux que les eaux artificielles, elles purgent le malade sans gêne ni fatigue; elles nous ont toujours donné d'excellents résultats. Nous prescrivons les eaux de Pullna, de Frederichshall, de Kissingen, de Marienbad à la dose d'un à deux verres chaque matin à jeun, les eaux de Birmenstoff à la dose d'un demi-verre, et nous procurons ainsi au sujet une couple de selles liquides dans les vingt-quatre heures, suffisantes pour établir la dérivation vers l'intestin, et insuffisantes pour le fatiguer ou pour entraver ses occupations habituelles. A l'hôpital nous remplaçons l'usage de ces eaux par l'emploi d'une infusion végétale moins coûteuse et presque aussi efficace. Elle se compose de

Follicules de séné.	4 à 8 grammes.
Pensées sauvages	8 à 12 grammes.

que nous faisons infuser dans

Eau bouillante	1 litre.

Le malade prend chaque matin ou seulement tous les deux jours une couple de verres de cette tisane et il en continue l'usage jusqu'au moment où la dessiccation de l'éruption permet de lui substituer les médicaments altérants dont l'emploi n'est indiqué qu'à la troisième période de la maladie.

A cet infusé nous joignons l'usage d'une tisane amère généralement faite avec la saponaire, la gentiane ou le houblon.

A cela se bornent les médicaments internes que nous administrons contre l'eczéma à son second degré; toutefois nous corroborons leur action par l'emploi de divers moyens locaux.

A la seconde comme à la première période, c'est encore

uniquement aux émollients que nous recourons; entre autres aux cataplasmes de fécule, aux lotions amidonnées, d'eau de lin, de guimauve, etc.

Nous commençons aussi l'administration des bains d'eau simple ou d'eau amidonnée à une température peu élevée. Lorsque l'eczéma siége à la face ou au cuir chevelu, parties qui se soustraient nécessairement à l'action locale des bains de baignoire, nous les alternons avec des bains de vapeur à une basse température. Ces bains d'étuve nous ont toujours fourni de bons résultats. Cependant il est de remarque qu'ils facilitent le développement de furoncles qui, malgré leur innocuité complète, ne laissent pas parfois que de fatiguer et surtout de préoccuper le malade. Nous soumettons avec plus de succès encore nos malades à l'usage des bains à l'hydrofère; le sujet renfermé en entier dans la boîte à hydrofère reçoit sur toutes les parties du corps la pluie fine d'eau tiède pulvérisée, au milieu de laquelle il séjourne comme il le ferait au milieu de la vapeur dégagée dans une étuve. L'action des innombrables gouttelettes qui baignent les parties malades nous a paru jusqu'ici entraîner une modification plus efficace que le simple contact de la masse d'eau ou de la vapeur; elles détachent plus aisément les croûtes eczémateuses, et produisent comme les autres variétés de bains tièdes émollients une sédation réelle dans la marche des phénomènes inflammatoires cutanés.

3° Aussitôt que la maladie, sous l'influence du traitement que nous venons d'indiquer ou par sa marche naturelle, a atteint sa *troisième période*, il faut cesser l'emploi des émollients et des laxatifs pour leur substituer l'usage des agents modificateurs qui se divisent en deux groupes naturels, les modificateurs généraux et les modificateurs topiques ou locaux.

La thérapeutique générale ou interne de la troisième période de l'eczéma ou médication perturbatrice, dont nous connaissons les résultats sans pouvoir expliquer son mode d'action, comprend deux classes de médicaments : la première renferme tous les agents désignés sous le nom générique de reconstituants, la seconde comprend les médicaments altérants.

Les *reconstituants* sont surtout indiqués chez les malades à tempérament lymphatique, dans ces cas où l'on a voulu faire de l'eczéma une scrofulide par cela seul qu'il se développe sur des sujets scrofuleux. Dans de telles circonstances la première indication à remplir est de modifier le terrain sur lequel s'est développée l'éruption, et on y parvient par l'administration continue des substances dites amères, des vins de gentiane et de quinquina, de la tisane de houblon, de l'huile de foie de morue, de l'iodure de fer, d'une nourriture tonique et suffisante. Au bout d'un temps variable mais presque toujours long, l'état général du sujet s'améliore, les chairs deviennent moins flasques, les joues moins pâles, la vigueur est plus grande, et c'est alors qu'on peut commencer le vrai traitement de l'eczéma, si la maladie persiste encore malgré l'amélioration de l'état général du malade.

Le médicament presque héroïque de la dartre et surtout de ses manifestations eczémateuses est l'*arsenic*. Quand l'herpétisme existe seul, quand il n'est point, en quelque sorte, modifié par l'existence de quelque autre diathèse ou par la coïncidence de quelque maladie générale, l'arsenic guérit presque à coup sûr. Toutefois, il faut savoir quand et comment l'administrer et c'est là ce qu'ignorent encore trop de médecins. D'une manière générale, *à la première et à la deuxième période des eczémas l'emploi de l'arsenic est inopportun;* non-seulement il ne guérit pas, mais il excite la peau, exagère l'inflammation et aggrave notablement l'affection. Ce n'est donc que dans les eczémas qui ont perdu toute acuité, qui sont arrivés à leur troisième période, qui passent à l'état chronique en revêtant la forme d'un lichen qui persistera et s'invétérera, ou bien qui s'éternisent par la production incessante des squames de l'eczéma ou des croûtes de l'impétigo ; ce n'est, disons-nous, que lorsque les symptômes inflammatoires ont disparu que l'arsenic rend d'immenses services, et c'est alors qu'on ne saurait trop préconiser son emploi.

Nous l'administrons toujours sous forme de solution et nous avons renoncé complétement à l'usage des pilules. Ceci tient à ce que, l'arsenic étant un médicament énergique dont on n'emploie que de très faibles quantités, il est difficile de répartir uniformément dans une masse pilulaire la dose prescrite de ce métalloïde, si bien que tel malade qui est demeuré deux ou trois jours sans absorber une parcelle d'arsenic malgré l'ingestion régulière de ses pilules, s'intoxiquera le quatrième jour avec une autre pilule qui contiendra une grande partie de la dose destinée aux jours précédents. Il est un moyen d'éviter, en partie du moins, cet inconvénient, c'est de faire une solution arsenicale, d'en imbiber une poudre inerte et de la façonner en pilules. Cependant, malgré cette amélioration dans le mode de confection, nous persistons à rejeter l'usage des pilules et à nous en tenir à celui de la solution. Cette solution doit être dosée de telle sorte que, pour la commodité de l'administration, une cuillerée à bouche représente la quantité d'arsenic à administrer, quantité que nous faisons varier de 2 milligrammes et demi à 1 centigramme par vingt-quatre heures. Nous obtenons ce résultat en faisant dissoudre 5 à 10 centigrammes d'arséniate de soude dans 300 grammes d'eau distillée, chaque cuillerée à bouche contenant 2 milligrammes et demi à 5 milligrammes. Aux yeux de certains médecins notre dose maximum paraîtra peut-être insuffisante; l'expérience nous a cependant démontré le contraire, d'autant qu'il faut compter avec la susceptibilité de l'estomac que souvent on condamne à recevoir et absorber ce médicament pendant des mois et même des années. Nous nous sommes livré, en compagnie d'élèves de notre service, à des expérimentations de ce genre; or, au bout de quinze jours, avec une dose de 5 milligrammes d'acide arsénieux par jour, nous en sommes arrivé à nous donner des symptômes d'intoxication prononcée et de gastrite aiguë; il est vrai de dire que, de tous ceux qui ont coopéré avec nous à ce genre d'expérience, nous avons été le seul à ressentir aussi rapidement les effets toxiques du médicament. C'est à cause de cette propriété de l'arsenic, en raison aussi de l'accumulation de cette substance qui se fait dans certains viscères, que nous recommandons d'interrompre de temps à autre son usage chez les malades que la persistance des accidents cutanés force à continuer leur traitement pendant plusieurs mois ou plusieurs années.

Les principaux composés arsenicaux employés dans la thérapeutique des dartres sont l'acide arsénieux qui s'administre aux mêmes doses que l'arséniate de soude : 2 à 10 milligrammes par jour, en solution dans l'eau distillée; la liqueur de Pearson qui se donne à la dose de 10 à 30 gouttes; celle de Fowler de 5 à 20 gouttes. Mais à ces préparations officinales qui ont, du reste, l'avantage de permettre de prescrire l'arsenic à certaines gens à esprit timoré qui se refuseraient à prendre un médicament dont le nom seul les effrayerait, nous préférons la solution magistrale que nous avons déjà indiquée, donnée à raison d'une cuillerée à bouche par vingt-quatre heures.

Après l'arsenic vient le *soufre* dont on a fait un énorme abus, qu'on a administré sans raison à toutes les périodes des eczémas, et qu'on a considéré, bien à tort, pendant de longues années comme la panacée universelle des maladies de la peau. A la première et à la seconde période de l'eczéma le soufre est encore plus nuisible que l'arsenic; comme lui, ce n'est qu'au troisième degré de l'affection qu'il manifeste ses propriétés utiles. Tandis que l'arsenic est le meilleur agent thérapeutique des eczémas francs, des lichens et des impétigos chroniques, le soufre s'administre avec avantage contre les eczémas pityriasiques, alors qu'une desquamation furfuracée et sans cesse renouvelée annonce le passage d'un eczéma aigu à l'état de pityriasis chronique. Dans cette variété de l'eczéma le soufre réussit mieux encore que l'arsenic.

On le prescrit sous forme de poudre (soufre sublimé), de pastilles, et enfin d'eaux minérales naturelles dont le malade prend un ou deux verres par jour. Les eaux que nous employons le plus volontiers en boisson sont celles d'Enghien, de Labassère, d'Aix-la-Chapelle. C'est surtout chez les sujets à tempérament lymphatique qu'est indiquée la médication par le soufre, après toutefois l'avoir fait précéder de l'administration des reconstituants et avoir déjà modifié la constitution par l'usage des toniques et des analeptiques. Dans le cas de maladies rebelles on se trouve bien de prescrire exclusivement aux malades les préparations arsenicales, les sulfureux et les amers.

Les *alcalins* sont, au dire de MM. Devergie et Cazenave, des médicaments dont l'usage interne serait souvent suivi d'un plein succès. Pour nous, nous ne pouvons nous empêcher de douter de l'efficacité de cette thérapeutique; peut-être serait-elle d'une certaine valeur dans le traitement de l'eczéma lichénoïde, mais sa principale indication réside dans les cas où les accidents cutanés coïncident avec des troubles gastriques, avec des dyspepsies, des gastralgies. Ils modifient heureusement les affections des voies digestives et facilitent souvent par là l'amélioration de l'eczéma.

M. Bazin emploie la médication alcaline interne toutes les fois qu'il doit combattre un de ces eczémas qu'il attribue à l'arthritis. Nous avons déjà discuté longuement cette doctrine, et en terminant nous ajoutons que toutes les objections qu'on lui oppose demeureraient à nos yeux comme non avenues, si la guérison par un traitement spécial anti-arthritique confirmait les opinions de notre collègue. Malheureusement cette dernière preuve n'est en aucune sorte mieux fondée que celles qu'on a tirées de la symptomatologie de l'affection et des antécédents des malades. Les préparations et les sirops alcalins essayés mainte fois par nous dans des eczémas qui offraient tous les caractères types attribués à l'arthritisme ont échoué, et dans ces éruptions, aussi bien que dans celles qui offraient une physionomie dartreuse indiscutable, l'arsenic seul a pu modifier la maladie et l'amener à guérison.

A côté de ces agents empruntés au règne minéral nous citerons une préparation officinale tirée du règne animal, la seule du reste que ce règne fournisse à la thérapeutique des dartres. C'est la *teinture de cantharides*, médicament vanté par M. Devergie comme un véritable spécifique du lichen invétéré, l'une des variétés d'ailleurs les plus tenaces de l'eczéma. Nous croyons que les vertus de cette liqueur ont été beaucoup trop exaltées par notre collègue, et pour notre compte nous ne la connaissons que par les insuccès qu'elle nous a fournis. Nous persistons donc aujourd'hui, plus encore qu'autrefois, à dénier aux préparations de cantharides la valeur que leur a attribuée dans le traitement du lichen M. Devergie, d'accord sur ce point avec les opinions professées par M. Ricord.

On a encore usé dans le traitement de l'eczéma d'une foule de médicaments qu'il serait trop long d'énumérer ici ; nous avons rappelé les seuls qui soient de quelque valeur, il est donc inutile d'énumérer des substances parfaitement inertes ou même dangereuses.

Nous devons cependant prémunir le lecteur contre l'abus de certains moyens qui non-seulement ne guérissent ni n'améliorent l'eczéma, mais dont l'unique résultat est trop souvent de l'aggraver et de l'entretenir.

En première ligne nous citerons toutes ces tisanes et ces sirops rafraîchissants et dépuratifs dont les gens du monde, les charlatans et quelques médecins font un si malheureux usage. Les bois sudorifiques et la salsepareille qui forment la base de la plupart de ces arcanes sont complétement inertes à la période de chronicité de l'eczéma, tandis que les principes qu'ils contiennent, joints à ceux des diverses substances qu'on leur associe d'ordinaire, sont réellement nuisibles pendant la période d'acuité des éruptions.

Il en est de même de l'iodure de potassium que certains médecins administrent à tout hasard, et grâce auquel nous voyons chaque jour des éruptions d'abord bénignes et dont la guérison eût été rapide s'exacerber, s'étendre, prendre de vastes proportions et devenir des affections qui ne cèdent qu'avec peine à un traitement rationnel et prolongé. Nous ne saurions trop le dire, l'iodure de potassium est nuisible dans le traitement de l'eczéma.

Nous rappellerons encore l'hydrocotyle asiatique, médicament autour duquel on a fait grand bruit, que MM. Devergie, Cazenave et Hillairet ont expérimenté, puis préconisé après des essais insuffisants, et sur le compte duquel nous sommes aujourd'hui entièrement désillusionné. M. Bazin et moi avons toujours échoué par son emploi, aussi bien dans l'eczéma et le psoriasis que dans la lèpre dont on l'avait également considéré bien à tort comme le remède spécifique. Notre collègue dans cet hôpital, M. Hillairet, qui l'avait tout d'abord prôné après quelques expérimentations, est actuellement de notre avis et ne considère plus, ainsi que nous, l'hydrocotyle que comme une substance parfaitement inerte et insignifiante.

4° Nous venons de passer en revue les principaux agents de la médication perturbatrice : reconstituants, arsenic, soufre, alcalins, teinture de cantharides, etc.; à eux seuls ils suffisent souvent pour guérir les affections dartreuses; cependant, pour accélérer la marche des phénomènes, pour modifier l'état local, pour tempérer ou pour exciter l'activité des surfaces malades, on combine l'action des médicaments internes avec l'emploi d'agents locaux, de topiques, dont on a de tout temps abusé, mais qui peuvent néanmoins en certaines occasions nous rendre des services réels lorsqu'on sait les employer à propos.

Répétons ici ce que nous avons déjà dit tant de fois : au début des eczémas, pendant leur période d'acuité, c'est-à-dire à l'époque où les vésicules et les pustules s'élèvent sur les surfaces malades, se développent et se groupent, *tout topique* autre que les poudres inertes absorbantes, les cataplasmes émollients et les lotions émollientes, *est funeste; toute pommade, quelle qu'elle soit, aggrave l'éruption.* Ce n'est qu'à la fin de la deuxième période, à l'époque du passage de l'eczéma à l'état chronique, et pendant la dernière période, que les topiques cessent d'être nuisibles et peuvent même devenir utiles.

Les *pommades* que nous employons le plus fréquemment sont, en première ligne, les pommades mercurielles (à l'oxyde rouge, au sublimé, au calomel, au nitrate). Le mercure est, du reste, la base de la plupart des pommades secrètes qui s'affichent et se vendent si impudemment sur les places publiques et même dans quelques officines patentées. Notons toutefois une différence capitale entre la composition de ces remèdes et celle des pommades que nous prescrivons. Dans les uns on a prodigué sans mesure la substance active, et il en résulte des exacerbations violentes, des généralisations de l'éruption, des retours presque constants à la période d'acuité; dans nos formules, au contraire, nous dosons avec une grande parcimonie l'agent médicamenteux, et, au lieu d'unir les sels de mercure à l'axonge dans la proportion d'un dixième ou d'un quinzième, comme le font les fabricants de pommades secrètes, nous ne formulons jamais au delà de 5 à 40 centigrammes de sels médicamenteux pour 20 à 25 grammes d'excipient, c'est-à-dire dans une proportion qui varie du cinquantième au quatre centième. Nous employons encore avec succès dans certaines circonstances les *lotions au sublimé*, que nous mêlons à l'eau distillée dans la proportion d'un millième environ.

L'*huile de cade* unie à l'axonge et surtout à la glycérine et à l'amidon cuit dans une proportion qui varie du cinquième au vingtième du poids de la pommade formulée, nous a été parfois d'un utile secours en ramollissant et assouplissant la peau dans les lichens invétérés.

Le *soufre* s'utilise également dans des pommades dans la composition desquelles nous le faisons entrer pour un soixantième ou un quatre-vingtième. Ex. :

Fleur de soufre.	40 à 50 centigrammes.
Excipient.	30 grammes.

A l'extérieur comme à l'intérieur le soufre est surtout indiqué contre les pityriasis qui se développent à la suite des eczémas.

Toutes ces pommades agissent d'autant plus efficacement que les surfaces malades sont moins enflammées et que le sujet est doué d'un tempérament lymphatique, chez lequel il faut exciter et accélérer la réaction toujours lente à se produire et facile à disparaître. Mais, en règle générale, pour ne pas abuser des pommades, qu'on se souvienne que la peau chez les dartreux est très sensible et qu'elle s'enflamme sous l'influence d'irritations extérieures qui eussent passé inaperçues chez des sujets sains et exempts de la diathèse herpétique.

Il est un autre genre de topiques dont on fait grand usage dans les affections dartreuses : ce sont les *bains*. Émollients dans le premier et le second degré de la maladie, ils seront légèrement excitants au troisième.

Dans les formes sèches et papuleuses de l'eczéma, dans le lichen, les bains alcalins modèrent le prurit et accélèrent la guérison, pour peu qu'on ait la précaution de les formuler de manière à leur conserver leur propriété faiblement excitante et en se gardant bien de lui substituer une action irritante.

Il en est des bains sulfureux comme des bains alcalins; ils ne doivent contenir qu'une faible dose de matière active ; du reste, si on veut en obtenir une action efficace pour la cure des maladies dartreuses, il faut les réserver autant que possible pour la période de sécheresse et de desquamation pityriasique des eczémas.

5° Il est une autre condition essentielle qui favorise la guérison, éloigne les récidives, et sans laquelle il n'y a pas d'amélioration possible, c'est l'hygiène. Nous la résumerons en quelques mots, puisqu'elle consiste à éviter les causes morbides dont nous avons fait précédemment une longue énumération. Se soumettre à un régime alimentaire spécial, éviter les mets épicés, les viandes faisandées, le porc et ses diverses préparations, les aliments trop fortement azotés, les boissons excitantes, les coquillages, les poissons et les fruits indigestes ; prendre un sommeil nocturne suffisant et régulier; éviter les excès de toutes sortes, de vin, de table, de travail, de fatigue physique; abandonner, s'il est possible, toute profession qui prédispose aux éruptions cutanées; tel est l'ensemble des conditions qui permettront à l'eczémateux d'améliorer sensiblement son affection et surtout d'éloigner les récidives au point de pouvoir considérer sa guérison comme presque définitive.

6° Pour terminer, il nous reste enfin à indiquer dans le traitement de l'eczéma un moyen thérapeutique d'une grande puissance et d'une grande efficacité, quand il est bien employé : nous voulons parler de l'emploi des eaux minérales naturelles. Si l'on a recours à cette ressource, il faut apporter un grand soin au choix de la source vers laquelle on dirigera les malades, car la forme de la maladie, la période à laquelle elle est arrivée et le tempérament du malade fournissent des indications auxquelles on devra nécessairement obéir, si on ne veut pas que les eaux soient inutiles ou même nuisibles.

On doit savoir d'abord que les eaux minérales ne conviennent jamais à la première période de l'eczéma et même au commencement de la seconde, à moins qu'on n'ait recours alors à des eaux purgatives, telles que les eaux de Hombourg, de Kissingen, de Marienbad ou de Niederbroon ; encore doit-on se borner à prendre ces eaux en boisson, les bains salins ayant à ce degré de la maladie une action trop irritante. Ces eaux se conservent du reste très bien, elles peuvent se prendre partout, et sont remplacées d'ailleurs avantageusement par d'autres purgatifs ; de telle sorte que nous croyons fort inutile de déplacer un malade pour l'envoyer à la source même.

Vers la fin de la seconde période et au commencemen de la troisième, alors qu'il existe un mélange de croûtes sèches et de squames, on peut chercher à accélérer et à consolider la guérison au moyen des eaux ; mais il faut se garder de l'usage des eaux trop fortes et trop chargées de soufre ou de sels ; elles ramèneraient la maladie à l'état aigu, elles généraliseraient l'affection et elles en augmenteraient infailliblement l'intensité et la durée. C'est ce qui arrive si fréquemment à Enghien, à Baréges, à Bagnères-de-Luchon, où des malades sont envoyés imprudemment, alors que l'éruption eczémateuse présente encore quelque acuité. Nous signalerons de même, pour en contre-indiquer l'emploi dans ces circonstances, les eaux très chaudes quoique peu sulfurées, telles que celles des sources d'Aix en Savoie ; elles déterminent une fluxion trop énergique vers la peau, et, par suite, elles ne conviennent pas dans les maladies dartreuses qui s'accompagnent généralement d'un certain degré d'inflammation. A la période que nous indiquons, nous avons une préférence marquée pour les eaux de Saint-Gervais, en Savoie. Ces eaux, d'une température peu élevée, légèrement purgatives, diurétiques et contenant une très légère proportion de soufre, sont parfaitement indiquées dans les eczémas affectant depuis quelques mois la marche chronique et tendant à se perpétuer sous forme de croûtes ou de squames ; elles conviennent également à ces eczémas qui se reproduisent sous forme de poussées successives ; elles sont encore parfaitement applicables aux malades nerveux et irritables qui sont atteints d'eczémas au second et au troisième degré, et chez lesquels elles réussissent, grâce à leur action sédative sur le système nerveux, action qui est d'autant moins à dédaigner, que les malades de cette espèce sont singulièrement excités par les eaux plus chaudes ou plus sulfureuses. A côté des eaux de Saint-Gervais nous placerons les eaux de Molitg, près de Prades, dans le département des Pyrénées-Orientales. Ces eaux à une température modérée (26 à 28 degrés R.) sont peu sulfureuses et contiennent de plus une quantité notable de glairine qui les rend onctueuses au toucher et favorise leur action sur les eczémas et les lichens qui présentent encore un certain degré d'acuité dans l'éruption.

Plus tard, lorsque la maladie est arrivée à la troisième période, lorsqu'elle n'est plus constituée que par des squames, l'indication est encore précise : il faut recourir à des eaux sulfureuses plus énergiques, telles que celles de Baréges, de Bagnères-de-Luchon, d'Aix, de Schisnach, d'Aix-la-Chapelle, du Vernet, d'Enghien. Ces eaux conviennent surtout lorsque la maladie a revêtu la forme du pityriasis. Leur action thérapeutique est tout aussi salutaire quand il s'agit de consolider la guérison, après que toute éruption a disparu et qu'on s'efforce de retarder ou même d'empêcher la réapparition des accidents; mais, nous ne saurions trop le répéter, on ne doit les conseiller que lorsque toute trace d'inflammation a disparu sur l'enveloppe cutanée. De même, nous ferons remarquer que le traitement thermal ne doit pas être trop énergique sous peine de voir la maladie cutanée reparaître et s'éterniser. Nous ajouterons enfin que c'est à ces eaux sulfureuses, auxquelles on doit joindre les Eaux-Bonnes et les eaux de Cauterets, qu'il faut surtout recourir dans les cas d'angine granuleuse, de bronchite, d'asthme et d'autres affections dont on peut rapporter l'origine à la diathèse dartreuse.

L'eczéma affectant la forme impétigineuse se développe

fréquemment sur des individus à tempérament lymphatique, quelquefois même sur des scrofuleux, et cette association de la dartre et de la scrofule favorise notablement la chronicité des éruptions. Dans ces circonstances encore les eaux fortement sulfureuses dont nous venons de parler peuvent être très utiles alors même que les phénomènes inflammatoires sont assez prononcés. Elles agissent surtout sur l'élément scrofuleux, et en le modifiant elles permettent de combattre ensuite avec avantage et de guérir parfois avec rapidité l'éruption herpétique. Nous signalerons encore dans cette catégorie une station minérale très importante, Uriage, dont les eaux salines, sulfureuses et très fortement minéralisées, conviennent parfaitement aux eczémas développés chez des individus lymphatiques ou scrofuleux.

Les eaux de Louèche dans le Valais, en Suisse, jouissent aussi d'une grande réputation pour le traitement des eczémas. Ces eaux administrées en bains prolongés de quatre à cinq heures déterminent vers la peau, au bout de quelques jours, une poussée caractérisée par des vésicules et des pustules dont la durée est ordinairement assez courte. Cette éruption artificielle paraît jouer le rôle d'une inflammation substitutive et détermine souvent des résultats très favorables dans plusieurs affections chroniques de la peau. L'usage des eaux de Louèche est indiqué dans l'eczéma, alors que les éruptions se prolongent depuis très longtemps, dans les cas de récidives répétées et rapprochées, et surtout dans les cas de lichen invétéré, alors que la peau est profondément modifiée et présente la rudesse et l'épaississement qui caractérisent cette affection. C'est à Louèche que nous conseillons d'adresser les malades atteints depuis longtemps d'eczémas rebelles qui ont en vain parcouru les autres stations thermales dont nous venons de faire l'énumération.

Dans l'eczéma, les eaux purement salines, telles que celles de Salins, de Creutznach, de Vauheim, ne sont jamais indiquées. On cite certains malades atteints de quelques-unes des variétés d'eczéma que nous avons décrites qui ont été guéris par l'usage de ces eaux; mais, dans ces circonstances, il s'agissait de scrofuleux chez lesquels l'eczéma ou l'impétigo n'était qu'un accident tout secondaire dont la disparition a coïncidé avec une amélioration survenue dans l'état général. Ce que nous disons des eaux salines, nous le répéterons encore avec plus d'insistance pour les bains de mer qui sont le plus souvent nuisibles dans l'eczéma; l'action irritante de l'eau de mer, voire même seulement de l'air qu'on respire au bord de la mer et qui se trouve saturé de particules salines, aggrave notablement les éruptions eczémateuses et en développe souvent chez les individus qui y sont prédisposés. Si on réfléchit encore qu'au bord de la mer, à l'action irritante des bains et de l'air vient se joindre habituellement une alimentation composée de poissons et de coquillages, on aura des raisons plus que suffisantes pour interdire les bains de mer ainsi que l'atmosphère maritime aux personnes atteintes d'eczéma et même à celles que des éruptions antérieures signalent comme prédisposées à cette affection.

Quel est en résumé le mode d'action de tous ces agents

si divers dans leur nature et leur application? Nous n'en savons encore rien. Guérissent-ils la dartre? Nous ne le croyons pas. Agissent-ils uniquement contre les manifestations de la diathèse sans modifier la maladie constitutionnelle? C'est plus probable, et cette hypothèse nous expliquerait la réapparition successive des phénomènes morbides, puis leur disparition sous l'influence du traitement, sans que leur cause immédiate en soit en rien altérée. En un mot, de même que le mercure et l'iode suppriment les manifestations de la syphilis sans guérir le principe qui les a engendrées, le soufre et l'arsenic ne combattent-ils point les diverses expressions de l'herpétisme sans jamais atteindre ni détruire la diathèse qui les domine?

CHAPITRE IV.

PITYRIASIS.

L'eczéma, envisagé comme nous venons de le faire, en y rattachant les nombreuses variétés anatomiques impétigineuses, lichénoïdes, pityriasiques, comprend à lui seul le plus grand nombre des affections cutanées dartreuses. Il existe cependant quelques autres manifestations de l'herpétisme qui se caractérisent par des lésions spéciales, et dont l'histoire est, sinon aussi longue et aussi compliquée, du moins aussi importante que celle de l'eczéma. Ces éruptions sont à forme sèche, et ne présentent jamais, à aucune période, l'humidité qui caractérise principalement l'eczéma.

En première ligne, et servant en quelque sorte de transition entre l'eczéma type de la forme humide, et le psoriasis type de la forme sèche, on trouve les diverses variétés de *pityriasis*, maladies squameuses, toujours sèches comme le psoriasis, mais dont les furfurs rappellent la desquamation de la troisième période de certains eczémas. Les éruptions auxquelles nous faisons actuellement allusion sont squameuses et farineuses d'emblée ; elles sont limitées, à contours bien arrêtés, et diffèrent par ces caractères importants du pityriasis diffus que nous avons vu succéder à l'eczéma, se produire tout d'abord avec des lésions élémentaires fort différentes de la squame, et n'exister qu'alors que l'inflammation et la sécrétion liquide qui caractérisent le début de l'affection ont disparu. Parfois cependant les pityriasis dont nous avons à faire actuellement l'histoire se rapprochent tellement à une certaine période de leur évolution du pityriasis diffus eczémateux que le diagnostic devient difficile et ne peut s'établir que grâce à des caractères et à des signes accessoires. Ces cas sont rares, et ils ne suffisent point pour nous faire rejeter un genre d'affections dartreuses aussi distinct, que caractérise, nous le répétons, l'existence de squames fines, farineuses, quelquefois un peu lamelleuses; à elles seules elles constituent la lésion, existent depuis son début jusqu'à sa fin, se groupent suivant une configuration particulière et persistent sans modification essentielle pendant toutes les phases de la maladie.

La forme, l'aspect et la marche de ces pityriasis nous permettent d'en établir trois variétés : ce sont les pityriasis *rubra*, *circiné* et *pilaris*.

D'une manière générale, les pityriasis sont constitués par une sécrétion de squames fines, adhérentes au tissu sous-jacent, s'écaillant successivement, tombant peu à peu et formant alors une sorte de poussière grisâtre ou blanchâtre, qui se renouvelle au fur et à mesure de la desquamation des parties malades. Ces squames siégent sur une surface cutanée qui conserve sa couleur normale, ou bien qui, en raison de l'inflammation, prend une teinte rouge ou rosée. Cette surface malade ne se distingue dans la majorité des cas que par sa couleur tranchant avec le reste de la peau, et par l'aspect farineux de l'épiderme qui la recouvre. En effet, elle est presque toujours de niveau avec les parties saines qui l'entourent, ou du moins sa saillie est si légère qu'elle s'apprécie plutôt au toucher qu'à la vue.

Les parties atteintes ne sont le siége d'aucune sécrétion pénible pour le malade ; c'est à peine s'il éprouve un léger sentiment de prurit, qui s'exalte cependant par le grattage, la chaleur et l'accélération de la circulation due à un exercice violent. En même temps la température de ces points s'élève un peu au-dessus de la température normale des autres régions, et cette augmentation de la chaleur reconnaît les mêmes causes et suit les mêmes progressions que les différents degrés d'intensité du prurit. En tout cas, ces deux phénomènes subjectifs, aussi bien que l'altération anatomique, n'entraînent jamais de symptômes graves et n'altèrent en rien la santé du sujet; ils ne s'accompagnent point comme certains eczémas d'une perturbation générale de l'économie, et c'est à peine si quelques pityriasis aigus et répandus sur une large surface excitent à leur début un mouvement fébrile insignifiant.

La durée des pityriasis n'a rien de précis; elle varie, du reste, selon la variété de l'éruption. Cette dernière tantôt parcourt rapidement ses phases, et à cet égard on peut considérer le pityriasis circiné comme une éruption réellement aiguë, tandis que les pityriasis pilaris et rubra, se prolongeant davantage, passent à l'état vraiment chronique et n'arrivent à guérison qu'après une durée longue et souvent même indéterminée.

Nous allons, du reste, passer en revue ces trois variétés, signaler leurs caractères, et indiquer les traits les plus saillants de leur histoire.

Pityriasis rubra. — Le pityriasis rubra est une éruption caractérisée par la présence de taches rouges, de teinte plus ou moins foncée, bien nettes et bien délimitées, dont les contours sont parfaitement tranchés et distincts de la peau saine qui les entoure, séparées les unes des autres, ou réunies en groupe par la fusion d'un des points de leur circonférence, de manière à former des plaques arrondies ou irrégulières mais sans forme spéciale. Ces taches sont recouvertes de petites écailles épidermiques, fines, minces, grisâtres, très adhérentes au tissu qui les supporte, et qu'on n'entraîne que par des frottements assez énergiques. Elles sont, en quelque sorte, incrustées dans la peau, et n'offrent jamais cette disposition imbriquée et superposée en lames épaisses qui caractérise le psoriasis. Le plus souvent elles font un très léger relief au-dessus du plan de la peau saine et dans aucune circonstance elles ne présentent d'humidité ainsi que cela existe à la première période du pityriasis eczémateux.

Ces plaques varient de marche et de dimensions; elles sont généralement arrondies au début de la maladie, mais cette forme disparaît habituellement, ainsi que nous l'avons dit, par l'accroissement et la fusion de plusieurs plaques.

Leur siége est assez constant pour en former un des caractères diagnostiques : c'est à la face, au cou, à la région presternale, aux pieds et aux mains qu'on le rencontre le plus habituellement. Ce n'est qu'exceptionnellement que nous en avons rencontré en quelque autre partie du corps.

Le pityriasis rubra, quand il se développe sur une grande surface et avec une certaine intensité, s'accompagne chez les sujets impressionnables d'une très légère réaction fébrile qui disparaît rapidement et passe même inaperçue chez beaucoup de malades. Il s'y joint un prurit, d'ailleurs toujours modéré, quoique ce soit cependant la variété de pityriasis où ce phénomène atteigne son plus grand développement. Les démangeaisons demeurent localisées aux parties malades et n'éveillent jamais d'accidents sympathiques graves, ainsi qu'elles en suscitent parfois dans d'autres lésions de la peau.

Cette affection revêt la forme aiguë et quelquefois parcourt ses divers stades dans l'espace de trois à huit septénaires; souvent même elle ne se prolonge pendant ce temps que grâce à une série d'éruptions successives qui augmentent ainsi notablement la durée totale de la maladie. Il est cependant des exceptions assez fréquentes où le pityriasis passe de l'état aigu à l'état chronique et affecte dès lors une marche fort lente; parfois au bout de plusieurs mois, beaucoup plus rarement après quelques années, les malades en sont encore à attendre leur guérison.

Le diagnostic du pityriasis doit être établi avec beaucoup de soin; il est, en effet, certaines lésions fort dissemblables par leur nature, leur pronostic et leur traitement, qu'il est aisé de confondre avec cette éruption: ce sont diverses autres espèces de pityriasis, quelques variétés de psoriasis et la scrofulide erythémato-squameuse.

Le pityriasis simple ou pityriasis alba, pityriasis eczémateux, lorsqu'il repose sur un fond encore enflammé et qu'il affecte la forme de plaques irrégulières, peut se confondre avec le pityriasis rubra. Il s'en distingue cependant eu ce qu'il est généralement plus diffus, en ce que les plaques sur lesquelles reposent les squames sont beaucoup moins nettes, sans contours arrêtés, se perdent insensiblement et ne font aucune espèce de saillie à la surface de la peau saine; les squames sont moins adhérentes, plus furfuracées; la coloration des plaques est moins foncée. Enfin, le médecin assurera son diagnostic par la connaissance des antécédents; il suffira de l'existence d'un suintement antérieur à la desquamation pour révéler, sans laisser de doute, l'eczéma arrivé à sa troisième période.

On a pu dans quelques circonstances confondre avec le pityriasis rubra le pityriasis versicolor, affection parasitaire caractérisée par les taches irrégulières jaune foncé ou grises, très légèrement furfuracées. Leur coloration jaunâtre est telle que, dans la grande majorité des cas, il ne saurait y avoir aucune hésitation. En tout cas, le microscope, en démontrant le champignon, trancherait toute difficulté.

La différence est beaucoup moins perceptible entre le pityriasis rubra et certaines plaques peu saillantes de psoriasis. C'est à peine si la coloration brune et la saillie un peu mieux prononcée de la peau malade, l'épaisseur et la dureté plus grandes des squames permettent de reconnaître le psoriasis. C'est moins alors aux caractères mêmes de la lésion en litige qu'à l'examen des autres parties qu'il faut recourir. Le siége des plaques aux lieux d'élection du psoriasis, l'existence d'autres taches éruptives mieux caractérisées, la durée et la marche de l'affection sont autant de symptômes à invoquer. Cependant, malgré ces secours, la difficulté du diagnostic est quelquefois telle et la similitude de ces deux affections devient si grande, que nous ne saurions établir la limite précise qui les sépare. C'est surtout ce pityriasis que nous voyons tantôt simuler la troisième période de l'eczéma, tantôt se confondre avec le psoriasis, qui forme à nos yeux le chaînon destiné à établir la transition de la dartre humide à la dartre sèche, de l'affection vésiculeuse à l'affection squameuse, sorte de trait d'union qui relie dans une même famille les deux formes les plus opposées de l'herpétisme, la vésico-pustule et la squame.

Le diagnostic de la scrofulide érythémato-squameuse offre souvent d'aussi sérieux obstacles. On en peut juger par l'examen de malades couchés dans les salles de notre hôpital, et sur lesquels les hommes les plus experts ont émis des opinions différentes. La marche de la maladie, sa forme, son caractère, sont parfois insuffisants pour lever les doutes. Cette fois encore il faut interroger les antécédents du malade et rechercher dans l'existence de manifestations antérieures de la dartre ou de la scrofule une probabilité de plus pour le diagnostic. Rappelons cependant un signe d'une valeur capitale, mais qu'on ne peut rencontrer qu'après un temps souvent prolongé, et après avoir suivi longuement le malade. Il s'agit de la disparition, avec ou sans cicatrices, d'une partie, quelque limitée qu'elle soit, de l'éruption : les affections herpétiques, on le sait, ne laissent jamais de cicatrices, tandis qu'aux scrofulides, alors même qu'elles ne s'ulcèrent pas, succèdent des traces indélébiles, sortes de cicatrices dues à l'amincissement, à la décoloration et à la rétraction de la peau. L'aspect des tissus qui auront succédé à la plaque squameuse sera donc un signe infaillible pour reconnaître la nature de l'éruption et pour indiquer sa thérapeutique.

Il y a loin du pityriasis rubra tel que nous venons de le décrire à celui que M. Devergie signale dans son ouvrage (1) et montre à ses cliniques. Il nous sera toujours aisé de reconnaître cette dernière affection et de lui assigner sa véritable place dans le cadre nosologique. Au nom de pityriasis rubra répond, pour notre collègue, une altération de l'enveloppe cutanée, caractérisée par une rougeur érythémateuse d'une teinte assez vive ; sur ces plaques rouges de dimensions et de formes très variées suinte un liquide peu abondant qui empèse légèrement le linge, puis apparaissent des squames qui s'enroulent, se détachent facilement et tombent en même temps que la peau s'épaissit et se ride et que le tissu cellulaire sous-jacent se tuméfie légèrement. Dans d'autres circonstances cette affection qu'accompagnent une sensation de chaleur et un prurit très fatigant gagne et s'étend avec une telle rapidité qu'en moins d'un mois elle envahit quelquefois la totalité du corps. Dans le cas où elle affecte une marche

(1) Devergie, *Traité pratique des maladies de la peau*, 1854, p. 263.

aussi envahissante, les squames sont larges, foliacées, et M. Devergie, dans les deux observations qu'il rapporte, constate à son grand étonnement l'existence de véritables bulles de pemphigus.

Qui ne reconnaît, à la simple lecture de la description de cette singulière affection à laquelle M. Devergie donne bien improprement la dénomination de pityriasis rubra, deux des maladies cutanées les plus connues et qui, selon nous, appartiennent à deux groupes de nature distincte, à savoir, l'eczéma et le pemphigus? La première, que caractérisent le prurit, le suintement séreux collant et empesant le linge, les squames fines, le gonflement du tissu cellulaire, l'épaississement de la peau, la diffusion ou la limitation par plaques en quelques parties seulement du corps ; la seconde qu'on ne peut méconnaître en présence de sa généralisation à toute la surface cutanée et surtout grâce à l'existence de bulles pemphigoïdes signalées avec soin par M. Devergie lui-même, de squames minces, larges, enroulées, foliacées, tombant avec une grande facilité et se renouvelant avec une extrême rapidité et une grande abondance.

Il est singulier que des faits aussi bien caractérisés aient échappé à la sagacité médicale de notre collègue au point de le réduire à créer de toute pièce une espèce mixte composée de deux affections, aussi distinctes que l'eczéma et le pemphigus. Pour relever cette erreur, il nous a suffi de préciser le diagnostic ; aussi n'insisterons-nous point davantage sur cette double éruption, dont l'une, de nature dartreuse (eczéma), a déjà reçu sa description et ses indications thérapeutiques dans le chapitre précédent, et dont l'autre appartient à un groupe de maladies dont nous n'avons point l'intention de nous occuper dans le cours de ces leçons.

PITYRIASIS CIRCINÉ. — Le pityriasis circiné, dont M. Bazin ne fait qu'une variété du pityriasis rubra, est une affection caractérisée par l'existence d'une quantité variable de petits disques ou segments de cercles de couleur rosée passant progressivement au gris. Cette teinte très prononcée au début de l'affection s'éteint d'elle-même à mesure que l'éruption vieillit, si bien qu'elle finit par se confondre avec celle de la peau saine; des squames épidermiques fines, abondantes, groupées sur toute la surface malade et notamment à son pourtour, offrant la coloration blanc grisâtre propre à l'épiderme, constituent alors la seule lésion appréciable. Ces pellicules, quand elles sont très abondantes, prennent par leur groupement un aspect grisâtre qui fait encore tache légère sur la peau. Leur chute donne lieu à une desquamation furfuracée d'autant plus abondante que les cercles qui constituent le pityriasis circiné sont toujours fort nombreux. Leur durée varie de six semaines à quelques mois, au bout desquels la couleur rouge des plaques a totalement disparu, les squames sont tombées, et c'est à peine alors s'il reste encore quelques lamelles épidermiques comme dernière trace de l'affection. Pendant les différentes phases de l'éruption, mais notamment à l'époque du début et pendant la période d'inflammation et de rougeur de la peau, le malade ressent un prurit et des cuissons désagréables, quoique ces phénomènes n'atteignent jamais un grand degré d'intensité.

Le point le plus intéressant de l'histoire du pityriasis circiné est son diagnostic d'avec la trycophitie ou herpès circiné dont il se rapproche par son aspect extérieur, et dont il s'éloigne complétement par sa nature et sa thérapeutique, puisque l'un est une affection essentiellement parasitaire, tandis que l'autre n'est qu'une expression de la diathèse dartreuse. Le diagnostic est généralement aisé, en raison du siége, du nombre, du peu d'étendue des plaques de pityriasis qu'on rencontre habituellement sur des points couverts, groupées en masses, et sous forme de petites taches de la dimension d'une pièce d'un franc. Toutefois il est des cas où l'erreur est facile, quand il s'agit de reconnaître quelques plaques dispersées et siégeant sur des parties où se rencontre fréquemment l'herpès. Le pityriasis, avons-nous dit, se présente sous forme de taches dont le diamètre ne dépasse guère 2 ou 3 centimètres; l'herpès, au contraire, et c'est là un bon caractère, débute par des taches aussi restreintes, mais il s'étend rapidement; le centre se guérit en même temps que la circonférence envahit les surfaces voisines, de telle sorte qu'en quelques jours les plaques ont acquis des dimensions doubles et triples de leur étendue première. A la périphérie de l'herpès circiné, sur ce liséré à peine saillant qui forme sa circonférence, une recherche attentive fera quelquefois reconnaître des vésicules ou de petites pustules qui n'existent jamais dans le pityriasis. Du centre de ces vésico-pustules on verra, par un examen fait à contre-jour, sortir des poils follets dont la gaîne et le follicule sécréteur servent de réceptacle à un champignon, qu'en cas de doute, le microscope y démontrera d'une manière irréfutable. Rappelons enfin le diagnostic tiré du nombre des plaques ; beaucoup plus grandes dans l'herpès, elles y sont en revanche bien moins nombreuses que dans le pityriasis, et ce dernier caractère, en venant corroborer les précédents, ne permettra plus d'hésiter sur la nature parasitaire ou dartreuse d'une éruption circinée.

Le psoriasis circiné ou lèpre vulgaire pourrait, à la rigueur, simuler le pityriasis; cependant ses plaques sont bien plus accentuées, ses squames plus épaisses, moins furfuracées, plus solidement imbriquées et plus tenaces. Qu'on joigne les caractères propres à tout psoriasis et que nous décrirons plus tard, rougeur, épaississement de la peau, couleur et forme spéciale des écailles, etc., et on verra que le groupement en cercles et en croissants de cette variété de psoriasis est insuffisant pour simuler le pityriasis, au point d'entraîner une erreur permanente de diagnostic.

Pityriasis pilaris.—Le pityriasis pilaris est une affection dont nous ne saurions mieux dépeindre le caractère général qu'en disant qu'il offre l'exagération frappante de cet état des follicules pileux qu'on désigne vulgairement sous le nom de *chair de poule*. Il imprime à la peau un aspect rugueux, chagriné, dû à l'existence de petites squames qui recouvrent et coiffent l'orifice des follicules et entourent le collet du poil. Les saillies sont assez élevées pour que M. Cazenave se soit crut autorisé, d'après cette seule lésion, à considérer comme un lichen cette variété de pityriasis, contradiction flagrante avec les opinions que soutient ce médecin, opinions que nous avons déjà combattues et d'après lesquelles il fait consister le lichen dans une altération des papilles nerveuses de la peau. Une observation quelque peu attentive permet de reconnaître parfaitement que les saillies de cette affection sont dues à des squames siégeant à l'orifice des follicules pileux et non au-dessus des papilles nerveuses. Cette variété de pityriasis ne s'accompagne que de peu de cuissons et de quelques démangeaisons toujours fort supportables.

Le pityriasis pilaris tel que nous le décrivons ici, avec cuisson et prurit légers, est rare ; nous n'en avons rencontré que trois exemples bien authentiques et M. Devergie en cite un nombre égal de faits irrécusables. Par contre, il est toujours tenace et de longue durée. Tel malade que nous avons soumis pendant deux années entières à un traitement rigoureux n'a pu obtenir la disparition totale de l'éruption ; tel autre l'a vu diminuer, s'améliorer, mais sans atteindre la guérison complète.

Cette résistance du pityriasis pilaris à la thérapeutique la mieux raisonnée et la plus sévère vient confirmer les doutes que nous avons souvent conçus concernant la nature herpétique de cette affection. L'origine dartreuse de ce pityriasis est si loin encore d'être prouvée par nous que nous serions porté à le retrancher de la classe des maladies herpétiques pour le ranger dans celle des difformités, où il prendrait place à côté de l'ichthyose, parmi les altérations incurables de l'épiderme.

Il est inutile, nous le supposons, de discuter le diagnostic différentiel du pityriasis pilaris et du pityriasis alba, simple ou eczémateux, qui siége souvent sur les surfaces garnies de poils, et y produit cette desquamation farineuse, si commune et si reconnaissable, que nous avons déjà décrite en faisant l'histoire de l'eczéma.

Pronostic. — Les pityriasis dont nous venons de faire l'histoire dans ce chapitre sont autant d'affections dénuées de gravité en elles-mêmes, et qui n'entraînent en tant qu'éruption, aucun danger, ni aucune conséquence fâcheuse. Cependant ils ne laissent pas de constituer des lésions incommodes, gênantes pour le sujet, et qui, à la longue, deviennent une cause d'ennuis, de malaises et de préoccupation. A ce titre le pityriasis circiné dont la guérison s'obtient ordinairement en quelques semaines, est le moins sérieux des trois ; tandis que les pityriasis rubra et surtout pilaris placent, par leur longue durée et l'incertitude de leur guérison, le malade dans un état d'anxiété et d'inquiétude qui réagit souvent sur les principales fonctions de l'économie, et finit ainsi par altérer la santé générale du sujet.

Etiologie. — Quelle est l'étiologie des pityriasis ? C'est là une question que nous sommes encore inapte à résoudre entièrement. Comme dans toutes les affections dartreuses on doit y retrouver l'influence de l'hérédité ; cependant c'est peut-être là, de notre part, une affirmation à priori dont les faits ne nous ont point encore suffisamment apporté la confirmation. L'âge ne semble point agir d'une manière évidente sur le développement de ces éruptions, car nous en rencontrons des exemples dans l'enfance aussi bien qu'à un âge plus avancé ; tous les tempéraments lui payent un égal tribut, et les faits auxquels nous avons fait allusion se sont présentés chez des sujets sanguins et vigoureux de même que chez des malades débilités et lymphatiques.

Cette étiologie, si vague et si incomplète, s'accorde du reste avec l'insuffisance des notions que nous possédons, aujourd'hui encore, sur l'origine des difformités de la peau et de l'ichthyose en particulier; nous ne saurions donc donner sur le pityriasis pilaris des renseignements plus détaillés que nous n'en possédons sur une difformité probablement de même nature, quoique beaucoup plus fréquente et beaucoup plus apparente.

Quant au pityriasis circiné, il trouve dans les oscillations brusques de température, les changements de saison, les chaleurs du printemps, une cause occasionnelle dont l'action est réelle et bien manifeste. C'est presque uniquement sous ces influences climatériques que nous voyons les sujets atteints de pityriasis circiné venir dans nos salles d'hôpital, tandis que nous n'en rencontrons que de rares exemples aux autres époques de l'année.

Traitement. — La thérapeutique des pityriasis varie beaucoup selon la variété qu'il s'agit de combattre ; cependant on doit recourir dans tous les cas à deux médications bien distinctes qui consistent dans l'emploi des modificateurs généraux administrés à l'intérieur, et des modificateurs locaux appliqués topiquement.

La forme circinée est celle qui appartient le plus franchement aux maladies dartreuses; c'est elle aussi qui cède le plus aisément à la médication antiherpétique et à l'usage de l'arsenic. C'est en effet aux préparations de ce métalloïde que nous avons recours avec le plus de succès dans le pityriasis circiné, de même que dans l'eczéma, et dans ces deux manifestations d'une même diathèse nous l'administrons d'après les mêmes règles et suivant les mêmes formules. Nous avons remarqué que l'usage des arsenicaux accélère l'amélioration et surtout affermit la convalescense, éloigne les rechutes et les récidives, et assure la guérison. Nous insistons sur ce dernier point parce que l'usage des agents topiques, que beaucoup de médecins emploient seuls, suffit très souvent pour amener l'éruption à bonne fin. Nous les avons essayés maintes fois et nous nous en sommes, nous aussi, très bien trouvé; seulement nous avons remarqué l'extrême facilité des rechutes au moment où le malade touchait à la guérison, ainsi que le grand nombre des récidives quelques semaines ou quelques mois au plus après la disparition de la première éruption.

Les agents topiques qui nous servent à corroborer l'action de l'arsenic sont: le goudron que nous employons rarement pur et que nous associons en proportions diverses à un corps gras inerte, et les bains sulfureux légèrement excitants qui modifient la vitalité et la tonicité de la peau. Enfin, comme succédané de l'arsenic, nous administrons quelquefois à l'intérieur la fleur de soufre à faible dose.

Nous dirigeons la même médication interne contre les pityriasis rubra et pilaris, mais avec moins de succès surtout pour ce dernier, et c'est principalement aux agents externes qu'il nous faut cette fois recourir. Nous les choisissons parmi les topiques substitutifs d'une certaine énergie, tels que le goudron uni à haute dose à un excipient, l'huile de cade que nous n'appliquons guère qu'après l'avoir amenée à consistance de pâte par son mélange avec de la glycérine et de l'amidon cuit. Quand ces substances deviennent insuffisantes, il faut leur substituer les pommades à bases de sels ou d'oxydes de mercure (nitrate acide, onguent citrin, biodure, protoidure, sublimé, oxyde rouge). A ces topiques joignons encore les bains d'eau simple ou d'eau sulfureuse, qu'on administrera par le procédé ordinaire en baignoires, et mieux encore, quand on possède les instruments nécessaires, par la pulvérisation de l'eau dans les appareils dits hydrofères.

Cette médication est également applicable aux deux variétés de pityriasis rubra et pilaris, à cette différence près que la ténacité plus grande du dernier nécessite l'emploi d'agents plus excitants et de topiques formulés à doses plus énergiques.

A cette thérapeutique tant interne qu'externe il est bon d'ajouter, dans bon nombre de cas, l'usage des eaux minérales naturelles. Le séjour aux stations d'eaux sulfureuses est indiqué dans les pityriasis rubra et pilaris réfractaires aux autres traitements. Nous citerons dans ce but les eaux d'Aix-la-Chapelle, de Baréges, de Bagnères-de-Luchon et même de Louèche, dont l'action modificatrice et puissamment substitutrice a produit d'heureux effets chez plusieurs de nos malades réfractaires jusque-là à toute autre médication.

CHAPITRE V.

PSORIASIS.

Dérivé de l'expression grecque πσωρα, mot dont la traduction littérale se borne à exprimer l'idée de squames, d'écailles, mais dont la signification fut, dans les siècles précédents, étendue au point de désigner la plupart des maladies vésiculeuses aussi bien que des maladies squameuses, le terme *psoriasis* sert aujourd'hui uniquement à dénommer une maladie de l'enveloppe cutanée caractérisée par la rougeur, la saillie des parties malades et l'existence à leur surface de squames blanches, nombreuses, épaisses, et superposées en plusieurs couches. Soumis comme les autres affections de la peau aux vicissitudes des divers systèmes qui ont régné en dermatologie le psoriasis a figuré dans la classification d'Alibert parmi les maladies dartreuses, et a reçu de ce nosologiste, en raison de ses caractères les plus saillants, le nom de *dartre lichénoïde* ou d'*herpès furfuracé*. Désigné encore parmi les gens du monde sous le nom si connu de *dartre sèche*, le psoriasis n'a plus été pour les médecins de l'école anglaise qu'une altération purement locale des couches superficielles de la peau ; reniant l'existence de la diathèse dartreuse et n'envisageant les affections qu'au point de vue de leur lésion élémentaire, les willanistes durent classer le psoriasis parmi les maladies squameuses et le considérer comme une simple altération de l'épiderme. Il fut alors rangé à côté des pityriasis et de l'ichthyose, et c'est cette place que lui ont conservée jusqu'à notre époque Biett et son école. Pour nous, nous ne saurions que répéter pour le psoriasis ce que nous avons déjà professé à propos de l'eczéma. Convaincu de la vérité des opinions défendues par Alibert, nous rattachons comme lui le psoriasis à la grande famille des dartres ; nous le regardons comme une expression particulière de cette même maladie de tout l'organisme, de cette même diathèse que nous avons vue engendrer les eczéma et les pityriasis, et nous le présentons comme un nouveau mode de manifestation de cet état constitutionnel morbide qui s'exprime indifféremment et selon les idiosyncrasies par la vésicule de l'eczéma, la pustule de l'impétigo, le furfur du pityriasis ou la squame lamelleuse du psoriasis.

Caractères. — En général le psoriasis est aisé à reconnaître ; il offre quelques caractères constants qui ne permettent que rarement le doute ou l'erreur. Ces caractères essentiels, plus ou moins saillants suivant les sujets ou l'ancienneté de la maladie existent toujours, ne fût-ce qu'à un minime degré, et sont : l'existence de squames épaisses, la coloration rouge des parties sur lesquelles elles reposent, coloration qui, le plus habituellement, déborde légèrement la squame, enfin, l'épaississement des portions de peau lésées. Tels sont les trois signes distinctifs du psoriasis ; on les rencontrera inévitablement chez tout malade vierge de traitement, et ce n'est qu'après les avoir vus alternativement disparaître et paraître plusieurs fois pendant l'emploi d'une médication appropriée que leur disparition complète annoncera la guérison momentanée du sujet. Seul, le psoriasis possède ces trois caractères simultanément ; leur présence a donc une valeur aussi grande que leur défaut et cette importance nous force à les étudier séparément.

Les *squames* offrent une couleur particulière qu'il suffit d'avoir bien vue pour reconnaître toujours. Elles sont d'un blanc nacré, comme argenté, parfois même assez brillant pour réfléchir la lumière ; la couleur grise qu'elles offrent si fréquemment est toujours artificielle ; c'est tantôt l'œuvre des topiques qu'on y a appliqués, tantôt le résultat de l'accumulation de la poussière et de la malpropreté ; quelques bains suffisent alors pour nettoyer les parties et leur rendre leur aspect caractéristique. Les écailles qui forment les plaques squameuses du psoriasis sont toujours composées d'une agrégation de nombreuses lamelles épidermiques. Au lieu d'être recouverte par une squame d'épaisseur variable, mais dont la chute laisse la surface malade à nu, ainsi qu'on le voit dans certains eczémas et dans les syphilides squameuses, la plaque du psoriasis supporte une accumulation d'écailles superposées les unes aux autres, si bien qu'après avoir enlevé une première couche, on en rencontre une seconde, puis une troisième, et qu'on ne parvient que fort difficilement jusqu'à la peau. Les squames qui se détachent par le grattage sont furfuracées ; elles donnent à la plaque de psoriasis un aspect tout particulier sur lequel nous aurons à revenir souvent. Elles simulent une tache de plâtre, ou mieux encore une goutte de bougie stéarique concrétée, au point que la meilleure idée que nous en puissions donner est de comparer les plaques isolées de psoriasis à des gouttes de bougie répandues sur un vêtement; le grattage ou la brosse enlève les couches superficielles sous forme de poussière blanche et laisse toujours les couches profondes, fortement adhérentes à l'étoffe, sous forme d'une lame squameuse, blanche, nacrée et brillante. C'est là l'image exacte du psoriasis guttata et punctata. Quant aux larges plaques du psoriasis diffusa, elles se rapprochent tellement de l'aspect des taches de plâtre, que plus d'une fois, à notre consultation de l'hôpital, nous avons hésité en voyant nos malades à une certaine distance, entre l'existence du psoriasis diffusa des mains et des poignets et le dépôt de taches de plâtre épaisses sur la main calleuse d'un maçon. Les couches profondes de l'écaille ne s'enlèvent qu'avec une grande difficulté; elles adhèrent très solidement à la peau et ne s'en séparent que par une sorte de déchirure douloureuse qui donne quelquefois lieu à un faible suintement sanguin.

La portion de la peau sous-jacente à la squame est également malade et c'est elle qui forme la *tache*. Elle est d'un rouge qui varie du vif au brun, sa teinte se rapproche tellement de la coloration de certaines syphilides, que bien des médecins y trouvent une raison suffisante pour admettre la nature syphilitique de la maladie et pour la traiter en conséquence. Cette tache est aussi constante que les squames et non-seulement elle leur fournit le terrain sur lequel elles se développent, mais elle les entoure d'une auréole cuivrée qui s'étend et envahit les parties saines semblant ainsi les modifier et leur faire subir une préparation nécessaire à la sécrétion des écailles qui doivent bientôt les recouvrir. C'est surtout à l'époque de la maladie où l'usage des bains et des topiques a fait tomber les squames que ces larges taches saillantes d'un rouge brunâtre, d'un reflet luisant, en imposent à des hommes même instruits et simulent, à s'y méprendre, une éruption syphilitique.

A ces deux lésions le psoriasis en joint une troisième tout aussi importante que les précédentes, à savoir l'*épaississement* notable *de la peau*, qui exagère la saillie des taches et des squames, gêne par son extension le jeu des articulations et prédispose à des fissures, des gerçures et même à de véritables rhagades. C'est surtout au pourtour des jointures, lieu d'élection du psoriasis, que les mouvements articulaires favorisent l'apparition de ces dernières lésions. Cette altération du derme peut atteindre de telles proportions qu'elle entrave les fonctions des articulations autour desquelles elle siége, limite leurs mouvements et réduit parfois les malades à une impossibilité presque absolue d'user de leurs membres parfaitement sains d'ailleurs. Les exemples de ce genre ne sont pas très rares, et nous nous souvenons d'avoir donné des soins dans notre clientèle à deux malades atteints de cette variété de psoriasis invétéré et confluent : l'un était dans l'impossibilité de marcher, l'autre avait perdu si totalement l'usage des bras et des mains qu'il ne pouvait manger seul et qu'il le fallait nourrir comme un enfant ou comme un paralytique. On comprend alors que des mouvements forcés créent des fissures et des gerçures douloureuses, dont le suintement séro-sanguin purement accidentel n'influe en rien sur la nature exclusivement sèche du psoriasis.

Le psoriasis n'altère nullement la santé générale ; loin de là, la dartre squameuse est la dartre des tempéraments sanguins, des gens qui offrent toutes les attributions de la force musculaire, de la puissance et de l'énergie vitales, qualités que ne diminue ni ne modifie en rien l'éruption psoriasique. Toutefois, il faut ajouter que, si l'éruption n'offre en elle-même aucun danger, du moins elle est soumise aux mêmes lois que toutes les maladies chroniques, quelles qu'elles soient; une éruption squameuse prolongée pendant longtemps, surtout lorsqu'elle existe chez un vieillard, amène une débilitation redoutable, d'abord en raison des modifications apportées aux fonctions normales de la peau, puis par suite de la desquamation épidermique abondante qui finit par jouer le même rôle pathologique que l'exagération morbide de toutes les autres sécrétions. Les accidents de cette nature ne se rencontrent que dans les psoriasis très confluents et très invétérés, alors que le malade commence d'ailleurs à être infirme, âgé ou affaibli. Vienne alors en de telles circonstances une maladie accidentelle, le pronostic recevra du défaut de résistance de l'économie une aggravation que ne saurait entraver la thérapeutique la plus rationnelle.

Le prurit est généralement faible dans la dartre sèche. Il n'est donc point une cause d'insomnie et de troubles généraux. Ce n'est que plus tard, dans les psoriasis anciens et invétérés, que les démangeaisons revêtent un caractère plus sérieux et deviennent un des symptômes gênants de la maladie.

Variétés suivant la forme. — Les plaques du psoriasis, toujours identiques dans leur composition, offrent, selon leur siége, leur étendue, leur configuration ou leur mode de groupement, des aspects variés qui sont devenus l'origine des formes si nombreuses que certains dermatologistes ont créées de toute pièce et multipliées jusqu'à l'infini. Parmi ces espèces dont la description n'a, croyons-nous, qu'une utilité bien secondaire, nous citerons cependant quelques variétés dont les noms sont trop connus pour que nous puissions les passer totalement sous silence.

P. PUNCTATA. — A son début le psoriasis apparaît quelquefois sous la forme de petites plaques du volume d'un grain de millet ou d'une petite lentille ; elles sont accuminées, offrent la tache rouge cutanée et l'amas de squames caractéristiques ; elles reçoivent, en raison de leur petite dimension, le nom de *psoriasis punctata*.

P. GUTTATA. — Lorsque ces plaques, par suite de leur progression naturelle, ont acquis de plus grandes dimensions sans que leur diamètre ait encore dépassé une dizaine de millimètres, elle sressemblent, à s'y méprendre, à des gouttes de plâtre délayé ou de bougie fondue, puis concrétée, auxquelles nous les avons déjà comparées ;

le psoriasis perd alors le nom de *punctata* pour prendre celui de *guttata*. Cette forme est d'ailleurs souvent primitive : les *gouttes* de psoriasis paraissent sans avoir été précédées par des *points*.

P. NUMMULARIA. — Si les plaques continuent à s'accroître et qu'elles atteignent les dimensions d'une pièce de 1 à 5 francs, leur dimension et leur configuration ont fait substituer à la dénomination de *guttata* celle de *nummularia*.

P. DIFFUSA. — Plus tard, ces mêmes plaques envahissent une large étendue de l'enveloppe cutanée, en s'accolant par leurs bords pour ne former qu'une seule surface malade dont le diamètre varie depuis quelques centimètres jusqu'à la presque totalité de la surface d'un membre ou d'une région. Leurs contours sont circulaires, irréguliers ou échancrés; elles couvrent quelquefois la plus grande partie de l'enveloppe cutanée qui devient sèche et rugueuse, et ressemble, pour l'aspect, à certaines écorces d'arbres.

P. GYRATA. — Dans les cas rares où le psoriasis, au lieu de s'étendre suivant les rayons qui émanent du point d'origine vers une circonférence qui irait sans cesse en s'agrandissant, gagne au contraire dans une seule direction, et, formant des traînées minces, affecte dans son développement la forme de la ligne au lieu de celle de la surface, il reçoit de cette singulière configuration le nom de *gyrata*.

P. CIRCINÉ. — Ces quelques exemples montrent de quelle longueur et de quelle inutilité il serait de passer en revue toutes les variétés qu'on s'est efforcé de créer et d'admettre sans aucun but d'utilité pour l'histoire de la maladie, pour la pratique ni pour la thérapeutique. Qu'il nous suffise donc de dire qu'il n'est point de formes que ne puisse affecter le psoriasis : cercle, fer à cheval, ovale, croissant, ligne, points, etc. Mais quelque différence qu'on ait voulu établir entre ces variétés, elles n'en demeurent pas moins un psoriasis dont l'étiologie, la nature, la marche, le pronostic et la thérapeutique sont identiques, et ne diffèrent que par l'étendue, l'acuité et la durée antérieure des accidents. Nous nous garderons donc bien d'insister sur ce sujet, et nous aurons terminé l'indication des variétés de forme de cette affection quand nous aurons signalé un mode de groupement spécial auquel l'école anglaise et l'école française de Biett ont fait jouer un rôle assez important sous le nom de *psoriasis circiné*, ou *lèpre vulgaire*. Nous protestons contre cette seconde dénomination qui semble impliquer faussement à cette lésion une nature spéciale, et l'isoler de l'espèce à laquelle elle appartient si naturellement : la lèpre vulgaire, ou psoriasis circiné, n'est qu'un psoriasis qui affecte la configuration circinée, c'est-à-dire dont les éléments se groupent de manière à former un cercle morbide au milieu duquel la peau paraît habituellement saine. Mais qu'on n'aille pas croire à l'immunité de cette portion centrale : tantôt elle se conserve intacte ; tantôt, au contraire, elle donne naissance à des plaques qui se développent, persistent ou disparaissent, pour reparaître le plus ordinairement au bout de quelques semaines. Quant au cercle périphérique, il se développe de toutes pièces d'emblée, ou n'est que la réunion de plusieurs plaques de psoriasis punctata groupées et confondues par leurs bords; souvent encore ce n'est qu'une plaque de psoriasis nummulaire, dont la guérison a commencé par la partie centrale ; parfois aussi le cercle n'est pas complet et l'on n'en trouve que des segments qui méritent à peine une mention spéciale. Rien ne justifie donc la séparation tranchée qu'on a prétendu élever entre le psoriasis circiné et le psoriasis commun ; aussi tout en lui conservant la dénomination de *circiné*, qui peint sa forme et son aspect, rejetons-nous l'expression de lèpre vulgaire, qui éveille à tort l'idée d'une maladie toute distincte, et ne peut qu'inspirer des opinions erronées sur l'origine, la nature et l'élément anatomique de cette affection.

Marche. — Le psoriasis n'est jamais aigu. Quoi qu'en ait dit notre collègue M. Devergie, le psoriasis qu'il baptise du nom d'aigu n'est qu'un psoriasis chronique dont le développement a été rapide, mais qui, arrivé à sa période d'état, demeure stationnaire et résiste tout aussi longtemps que le psoriasis chronique aux efforts de la thérapeutique. Dans cet état il se perpétue des mois et des années, et jamais, que nous sachions, le psoriasis, malgré sa prétendue acuité, n'a parcouru toutes ses phases et n'a disparu dans l'espace de cinq à six semaines, ainsi qu'il arrive dans l'eczéma aigu et dans toutes les maladies auxquelles on attribue les caractères de l'acuité. Cette marche chronique du psoriasis reste si constante, que M. Devergie, qui s'est créé le défenseur du psoriasis à marche aiguë, a dû avouer lui-même que cette maladie, malgré la rapidité de sa phase ascendante, n'en est pas moins rebelle et de longue durée. Dans cette forme d'accroissement prompt la rougeur des plaques est plus vive au début, mais elle ne tarde point à se foncer et à revêtir la teinte rouge cuivrée caractéristique de cette éruption. Les surfaces envahies sont généralement étendues, les plaques à contours irréguliers et d'un large diamètre.

L'amélioration du psoriasis est habituellement aisée à obtenir, mais ses récidives sont presque fatales. Il serait peut-être bien difficile de citer un seul sujet atteint de plaques multiples dont la guérison ait été radicale et confirmée. Pour notre compte, nous n'avons jamais vu s'écouler un laps de dix années sans que les accidents aient réapparu de nouveau. Bien plus, nous regardons la disparition complète d'un psoriasis diffusa un peu ancien comme une assertion encore dénuée de preuves. Sans doute par un traitement sagement ordonné on produira une extrême diminution dans l'intensité des phénomènes, amélioration qu'on peut considérer comme une sorte de guérison relative ; mais il n'en persistera pas moins quelques plaques disséminées de psoriasis punctata ou guttata que les vêtements cacheront à la vue, mais qui n'en suffiront pas moins pour démontrer l'existence permanente de la maladie et l'imminence d'une rechute.

A mesure que les récidives se produisent, l'éruption est plus tenace, plus prolongée, de telle sorte qu'elle finit par devenir permanente et par former sur les parties envahies d'énormes squames qui se réunissent, sorte de carapace qui couvre de larges régions du crâne ou des segments entiers des membres. Ces squames ainsi groupées entravent les mouvements et le jeu des articulations, gênent les contractions musculaires, modifient ou empêchent l'exercice des fonctions cutanées, et forment cette enveloppe rugueuse, endurcie, qu'on a désignée sous le nom d'écorce ligneuse, en raison de son analogie avec l'écorce blanche et fendillée qui enveloppe les branches de certains arbres. Pour peu qu'on force les mouvements, se produiront les gerçures et les fentes que nous avons signalées, et dont l'action immédiate sera d'endolorir la partie affectée et d'aggraver du même coup l'affection locale et l'état général.

Variétés suivant le siége. — Il n'est aucune région du corps qui ne puisse être affectée de psoriasis ; toutefois son siége de prédilection est la partie externe des grandes articulations, et tout spécialement des genoux et des coudes. Quand l'éruption est récente et discrète, on ne la rencontre guère que sur ces lieux d'élection ; quand, au contraire, les plaques sont nombreuses, très étendues et invétérées, elles se distinguent au genou et au coude par leur plus grande saillie, leur épaisseur, le volume et la dureté des squames et l'induration extrême de la peau. Ce siége constant du psoriasis est d'une grande importance en ce qu'il permet d'établir un diagnostic certain dans bien des cas où, faute de ce signe distinctif, le doute eût été presque impossible à lever.

De même que pour l'eczéma, la structure des parties sur lesquelles apparaît le psoriasis influe un peu sur son aspect et sa marche ; ces différences, quoique légères, méritent d'être notées, et pour plus de facilité on désigne ces variétés de l'éruption par le nom de la région où elles sont développées.

P. CAPITIS. — Le *psoriasis capitis* existe rarement seul; le plus habituellement il est accompagné de quelques plaques saillantes en divers points du corps, surtout aux lieux d'élection. Il est constitué par une quantité assez considérable de squames sèches, dures, imbriquées, blanches, aplaties et serrées, qui ne forment souvent qu'une calotte assez mince, et qui simulent par la desquamation de leurs couches superficielles le pityriasis simplex. Tantôt ces squames, nettement limitées à l'insertion des cheveux, cessent brusquement; tantôt, au contraire, elles se prolongent en s'amincissant et se terminent sur le front par un bourrelet ondulé, que M. Devergie a cru suffisant pour justifier la formation d'une variété spéciale qu'il a désignée sous le nom de psoriasis *herpétiforme ;* parfois, enfin, il existe simultanément quelques plaques éparses sur le front. L'existence prolongée de ces squames sur le cuir chevelu entraîne la calvitie, mais celle-ci disparaît avec la guérison du psoriasis, grâce à l'intégrité parfaite des follicules pileux.

P. DE LA FACE. — Le psoriasis de la tête gagne très rarement la face ; c'est une des régions sur lesquelles on le rencontre le moins fréquemment. Non-seulement il ne s'y développe point à l'exclusion des autres parties, mais ce n'est que dans la grande minorité des cas, voire même dans les psoriasis les plus intenses, que la peau de la face participe à l'affection, particularité heureuse qui permet aux malades de dissimuler presque constamment leur maladie sous leurs vêtements. A la face proprement dite, c'est-à-dire aux joues, aux lèvres et au menton, les poussées de psoriasis ne sont formées que par quelques plaques peu saillantes, que par des taches légèrement teintées, si bien qu'elles disparaissent sous la barbe ou passent chez la femme presque inaperçues, à l'aide de quelques pommades et de soins de propreté qui détachent les squames et masquent la légère nuance cuivrée caractéristique de cette lésion.

Les plaques sporadiques ne se développent guère mieux sur les paupières que sur la face ; mais malgré leur bénignité, elles prennent une tout autre gravité en raison des fonctions spéciales dévolues à ces voiles membraneux. En effet, la première conséquence d'un psoriasis *palpebralis* est d'entraver les mouvements de clignements qui sont nécessaires à l'intégrité de la fonction du globe oculaire, mouvements qui, à l'état normal, se font à notre insu par action réflexe. L'épaississement de la peau, l'existence d'écailles même peu saillantes, empêchent le plissement du voile palpébral, lui donnent une roideur incommode, et pour peu qu'elles s'exagèrent, peuvent conduire à la rétraction et même à l'ectropion de la paupière.

P. PRÆPUTIALIS. — Le *prépuce* est également le siége d'un psoriasis dont les plaques sont plus fines, les lamelles épidermiques plus minces que celles du psoriasis ordinaire. Il se complique de gerçures profondes, douloureuses, suintantes, dont l'existence cause des souffrances intenses dans l'érection, et qui mettent un obstacle presque absolu au coït. Le psoriasis præputialis se développe sur le gland, dans sa rainure et sur la peau du prépuce ; ce sont les différences de volume et de distension que subissent si fréquemment ces organes, qui, incompatibles avec l'induration de la peau, favorisent la formation des fissures et les entretiennent pendant un temps souvent très prolongé.

P. PLANTARIA ET PALMARIA. — Aux pieds et aux mains le psoriasis se développe sur la face dorsale, et plus souvent à la face palmaire ou plantaire, d'où le nom de *psoriasis plantaria* et *palmaria*. Cette variété est à coup sûr la plus importante de celles qu'on a décrites d'après le siége de l'affection. Fréquemment elle s'étend autour de son point d'origine, gagne les parties voisines, affecte une marche chronique qui favorise l'induration de la peau et la formation de fissures, et finit par gêner et même annuler les mouvements de l'extrémité malade. A la plante du pied et à la paume de la main, le psoriasis consiste en une multitude de squames larges, imbriquées, peu épaisses, qui s'entremêlent, s'entre-coupent de fissures et de fentes profondes, et revêtent un aspect qui rappelle, à s'y méprendre, l'eczéma fendillé. Les gerçures sont toutefois plus prononcées pour le psoriasis, et le suintement qu'elles occasionnent est toujours postérieur au développement complet des squames.

Le psoriasis des mains et des pieds coïncide ordinairement avec l'existence d'autres plaques développées en divers points du corps. Cependant nous l'avons vu exister seul et indépendamment de toute autre altération de même nature. Chez un malade soumis pendant longtemps à notre observation, nous avons rencontré une lésion beaucoup plus rare et plus curieuse : c'est l'existence d'écailles de psoriasis uniquement aux principales extrémités du corps : mains, pieds, nez, prépuce.

L'existence de cette éruption exclusivement localisée à la paume des mains ou à la plante des pieds doit éveiller l'idée de la syphilis, dont elle est alors un symptôme assez commun. Le psoriasis plantaria de cette origine, malgré sa longue durée, est moins tenace et moins rebelle que le psoriasis dartreux. Notre collègue M. Bazin lui donne encore une autre étiologie, et dans la majorité des cas où le psoriasis limité aux extrémités ne peut se rapporter à la syphilis, il en fait une manifestation de la diathèse arthritique.

P. UNGUIUM. — C'est une affection qui altère profondément la texture de l'ongle, le rend rugueux, inégal, cannelé et difforme. Aux mains, il peut gêner la préhension ; aux pieds, quand il est un peu développé, il apporte un obstacle sérieux à la marche. Parfois il se lie à un psoriasis généralisé ; le plus fréquemment, il est l'unique lésion de cette nature qu'on puisse rencontrer sur le malade. L'altération se borne habituellement à l'ongle ; elle marche de son extrémité libre vers sa portion recouverte, en respectant les parties molles voisines. Ce sont ces caractères de localisation exclusive qu'on rencontre dans la plupart des psoriasis unguium, c'est cette intégrité presque toujours complète de la peau du doigt, qui nous ont conduit à suspecter la nature dartreuse de cette maladie, et à mettre en doute la vérité de l'expression qui sert à la désigner. Pour nous, le psoriasis unguium ne serait rien moins qu'un vrai psoriasis ; nous le retrancherions volontiers de la liste des affections dartreuses pour le ranger au nombre des difformités ; et pour lui assigner une place à côté de l'ichthyose, qui nous semble être à l'épiderme du corps ce que le psoriasis unguium serait à l'ongle et à sa matrice. Dans cette maladie la chute de l'ongle est fréquente ; il ne repousse avec son aspect naturel qu'alors qu'un traitement efficace a modifié profondément l'altération morbide de sa matrice.

P. GÉNÉRALISÉ. — Ce nom suffit à lui seul pour indiquer et caractériser cette variété. L'éruption a envahi tout le corps, s'y renouvelle à mesure que les squames anciennes tombent, et persiste ainsi pendant un temps indéfini avec une ténacité contre laquelle échoue toute thérapeutique. Le psoriasis généralisé offre des squames plus larges et plus minces que le psoriasis partiel ; elles se détachent plus aisément, et le matin on peut recueillir dans le lit du malade une assez grande quantité de ces produits épidermiques. Souvent ces lames acquièrent de telles dimensions qu'on peut les comparer aux feuillets épidermiques de la desquamation scarlatineuse. La coloration de la peau au-dessous des squames est d'un rouge moins vif que celui des psoriasis ordinaires ; cette éruption suscite aussi parfois des démangeaisons qui peuvent acquérir un certain degré d'intensité. De toutes les formes du psoriasis, la variété généralisée est la plus grave, la plus pénible, la plus rebelle et la plus tenace.

Diagnostic. — En général, le diagnostic du psoriasis est aisé; la forme, la couleur, la saillie, la sécheresse et l'abondance des squames, la teinte rouge des plaques qui supportent les écailles, l'épaississement de la peau sous-jacente sont autant de caractères qui par leur réunion doivent lever tous les doutes. Il est cependant quelques cas plus embarrassants, dans lesquels l'hésitation est permise; plus d'une fois, en effet, on a pu confondre le psoriasis avec l'eczéma, le lichen, l'herpès circiné et la syphilide squameuse.

L'*eczéma* sec, rouge, à squames sèches et adhérentes, se rapproche en certaines circonstances du psoriasis, au point qu'il faut recourir aux antécédents, interroger le malade sur le début de son affection, s'enquérir de la siccité ou du suintement de l'éruption à son début, et s'aider de toutes les connaissances accessoires que peut fournir l'histoire de la maladie. En général, les squames de l'eczéma sont bien plus minces et plus fines que celles du psoriasis. Ce caractère manque rarement, et ce n'est que dans des circonstances tout exceptionnelles qu'on voit les écailles psoriasiques se métamorphoser en lamelles et simuler celles de l'eczéma. Le pityriasis eczémateux donne nne desquamation plus fine que celle du psoriasis ; de plus, il réside rarement aux points d'élection où le psoriasis acquiert son plus grand développement.

Le *lichen* invétéré, dont les papules sont très saillantes, recouvertes d'un épithélium qui se détache en écailles brillantes et fines, peut en imposer quelquefois pour le psoriasis ; mais, outre l'absence des plaques au siége d'élection, on remarquera le défaut de coloration rouge de la peau qui supporte les écailles, ainsi que l'exagération toujours très prononcée des rides de la peau, sa rugosité et son épaississement.

L'*herpès circiné* offre une forme bien connue dont se rapprochent les plaques de psoriasis circiné ; lorsque celles-ci sont peu prononcées, lorsqu'il n'existe qu'un segment de cercle ou qu'un bourrelet circulaire peu accentué, l'erreur est possible. Il est cependant presque toujours aisé de l'éviter en remarquant le peu de saillie de la plaque herpétique, l'existence à sa périphérie de petites vésicules qu'on peut apercevoir en les examinant sous un jour approprié, la rapidité de son accroissement, la puissance de son extension centrifuge, qui ne se rencontrent jamais à un degré aussi prononcé dans le psoriasis. La desquamation furfuracée, la poussière fine et grise de l'herpès, n'existent point dans la maladie dartreuse et forment le cortége ordinaire de l'affection parasitaire.

C'est avec la *syphilide squameuse* qu'il est le plus aisé de confondre le psoriasis. Cette fois, en effet, il nous faut tout d'abord faire abstraction des signes différentiels tirés de la couleur de l'éruption ; de part et d'autre elle est d'une teinte rouge-brun, que certains médecins ont cru suffisante pour trancher la nature de la maladie et pour accuser l'origine syphilitique des psoriasis dartreux les plus francs ; elle ne peut donc fournir aucun élément au diagnostic différentiel. D'une autre part, les écailles de la syphilide squameuse sont aussi nombreuses que celles du psoriasis, mais elles ne sont jamais imbriquées ; en outre, on peut par un grattage prolongé enlever sans grande douleur toutes les lamelles épidermiques qui les composent et mettre à nu la peau malade, dénudation qu'on ne parvient jamais à opérer qu'avec une plus grande difficulté dans le psoriasis. Enfin, la généralisation de l'éruption, sans exagération des lésions à la face externe des coudes et des genoux, résoudra le diagnostic en faveur de l'affection spécifique.

Aux mains et aux pieds le psoriasis plantaria et palmaria est souvent syphilitique ; parfois cependant il est indépendant de cette diathèse ; ses squames sont alors plus abondantes, plus épaisses, plus larges ; le contour des plaques est moins arrondi et moins régulier ; leur limite est moins nette et moins arrêtée. Elles s'accompagnent habituellement, quand le psoriasis date de quelque temps, de gerçures qui manquent dans l'éruption syphilitique. Les accidents concomitants peuvent fournir des renseignements précieux et l'on doit les rechercher avec grand soin ; il en est de même des antécédents dartreux ou syphilitiques des malades, de l'histoire des maladies et des éruptions qu'ils ont pu offrir antérieurement, ainsi que de la durée qu'ont déjà affectée les plaques de psoriasis dont la nature est en litige. Le psoriasis plantaria et palmaria herpétique est en effet d'une ténacité désolante ; il dure des années entières sans subir de modifications, tandis que la syphilide squameuse cède au bout de plusieurs semaines, disparaît même d'elle-même et sans traitement en cinq ou six mois, pour faire place à des accidents de même nature, mais d'aspect différent. La considération de la durée est donc une de celles qui doivent tenir le premier rang dans la discussion d'un diagnostic douteux. Enfin, si malgré ces données l'hésitation persistait, le traitement serait une pierre de touche infaillible pour s'assurer de la nature du mal et trancher définitivement toute difficulté. Terminons en signalant, sous toutes réserves, l'opinion de notre collègue M. Bazin, qui fait résider aux pieds et aux mains le siége d'élection du psoriasis arthritique par opposition au psoriasis dartreux, qui se développerait surtout, ainsi que nous l'avons déjà dit, à la face externe des grandes articulations. Dans l'immense majorité des cas, notre collègue est donc obligé de recourir aux mêmes signes diagnostiques que nous avons cherché à établir entre les éruptions squameuses syphilitique et herpétique, sauf à nier la nature dartreuse de cette dernière et à lui substituer une origine arthritique.

Pronostic. — Le psoriasis, de même que les autres éruptions dartreuses, est dans l'immense majorité des cas une affection peu sérieuse, tant qu'on n'envisage que l'éruption d'intensité moyenne et ses suites immédiates. Cependant il nous faut invoquer ici certains exemples que nous avons déjà cités, dans lesquels l'épaisseur et l'étendue des squames, ainsi que l'induration de la peau, annulaient en totalité ou en partie les mouvements de quelques-unes des articulations. On ne saurait donc dénier une certaine gravité à une maladie qui peut ainsi priver un malade de l'exercice de quelques-uns de ses membres et le mettre dans l'impossibilité d'user de ses organes. Les fissures qui surviennent à cette époque, et même auparavant, sont d'ailleurs une source de souffrances continues. En y ajoutant la déperdition journalière d'une grande quantité de squames, on comprend que ces deux causes réunies doivent contribuer à affaiblir les sujets déjà âgés, infirmes ou malades, chez lesquels l'affection squameuse a pris un grand développement.

La guérison radicale du psoriasis est infiniment plus rare que celle de l'eczéma; la facilité des rechutes et même des récidives, après quelques années d'amélioration, est extrême; il est rare enfin qu'un psoriasis apparu pour la première fois chez un sujet jeune ne finisse, après une série de récidives, par devenir permanent et par constituer tout au moins une incommodité fatigante et désagréable.

Rappelons enfin que le psoriasis est une manifestation de la diathèse dartreuse, et qu'à ce titre, il est l'indice d'une maladie constitutionnelle dont les conséquences peuvent demeurer nulles, mais qui n'en maintient pas moins le malade sous l'imminence constante d'accidents fâcheux et parfois même redoutables.

Étiologie. — L'hérédité est la seule cause bien certaine du psoriasis; plus difficile à démontrer que pour l'eczéma, son action est cependant évidente, et nous avons rencontré bon nombre d'exemples où son authenticité était irréfragable. Nous ne voulons pas dire toutefois que tel sujet atteint d'un psoriasis soit à coup sûr issu de parents affectés de la même éruption. Qu'on se rappelle la variété des manifestations herpétiques et la communauté d'origine et de nature qui relie entre elles ces affections d'apparences fort diverses; dès lors on trouvera la preuve de l'existence de la diathèse dartreuse héréditaire dans l'eczéma, dans l'impétigo, le lichen, le pityriasis, dans certaines affections des muqueuses, certains troubles généraux tout particuliers, etc., qui ont longtemps fatigué les ascendants d'un malade.

Tous les tempéraments sont aptes au développement du psoriasis; cependant le tempérament sanguin y est plus particulièrement prédisposé.

C'est également à l'époque de la vie où l'énergie vitale est la plus active qu'apparaissent de préférence les premières manifestations du psoriasis. C'est habituellement de quinze à trente ans que débute cette affection, qui suit, à partir de son apparition, la marche que nous avons déjà décrite. Il n'y a cependant rien d'absolu dans cette règle à laquelle nous connaissons de nombreuses exceptions. C'est ainsi que, à notre connaissance, deux de nos clients virent apparaître les premières plaques du psoriasis, l'un à cinquante-trois, l'autre à soixante-trois ans. Nous avons également rencontré cette éruption sur des enfants de six mois, deux ans et au delà. Mais ces cas sont assez rares et insuffisants pour infirmer la plus grande fréquence d'apparition du psoriasis à l'époque de la puberté et dans les premières années de l'âge adulte.

Le sexe est à peu près sans influence sur le développement du psoriasis; peut-être ne se rencontre-t-il plus communément chez l'homme qu'en raison de la plus grande fréquence dans ce sexe du tempérament sanguin.

Les causes occasionnelles du psoriasis sont encore enveloppées d'une obscurité presque complète. Certaines professions exercent sans doute une influence sur son développement, mais leur mode d'action nous est encore inconnu.

Le régime alimentaire et l'hygiène habituelle des sujets favorisent notablement ou éloignent les récidives du psoriasis ; il est donc probable qu'ils provoquent l'éruption au même titre que les rechutes et les récidives. Une nourriture trop azotée, des excès de vin, l'usage exagéré du café, surtout quand on l'emploie pour combattre et éloigner le sommeil et pour faciliter les veilles, sont autant de causes occasionnelles contre lesquelles il faut mettre en garde les individus sujets au psoriasis. Nous avons vu dernièrement dans notre service un fort remarquable exemple de l'action de cette substance chez un tailleur entré à plusieurs reprises dans nos salles pour un psoriasis dont les récidives avaient toujours été assez éloignées les unes des autres. Peu de temps après la disparition complète de son éruption il dut prolonger de plusieurs heures les journées habituelles de travail et faire usage dans ce but d'une assez grande quantité de café; moins de dix jours après sa sortie il nous revenait avec une éruption beaucoup plus étendue, beaucoup plus grave et plus tenace que toutes celles dont il avait été affecté jusqu'à ce jour.

Les chagrins, les impressions tristes, les frayeurs sont à juste raison considérés comme des causes occasionnelles de psoriasis. C'est ainsi que nous avons traité dans notre service un homme de quarante-trois ans, qui ressentit les premières atteintes d'un psoriasis étendu et tenace après une chute dans une pièce d'eau dans laquelle il avait failli se noyer.

Traitement. — Doué d'une action fort efficace contre les premières attaques du psoriasis le traitement perd de sa puissance à mesure que les récidives se multiplient et se rapprochent, si bien qu'au bout d'un certain temps l'éruption devient réfractaire à la même thérapeutique dont on avait tout d'abord obtenu d'heureux effets. La médication antidartreuse que nous avons exposée à propos de l'eczéma et qui triomphe presque toujours de cette dernière affection modifie au début le psoriasis; mais son action s'émousse peu à peu, n'amène qu'une guérison beaucoup plus incertaine et finit même par devenir complétement inerte.

De tous les agents dirigés contre le psoriasis l'*arsenic* administré à l'intérieur est encore le plus efficace. Mais dans cette affection comme dans l'eczéma, nous ferons remarquer qu'on n'y doit recourir qu'à la seconde période de l'affection, alors que la période inflammatoire du début est terminée, alors que la saillie rouge des taches se dégonfle et que les écailles épidermiques commencent à desquamer. Avant cette époque, au premier degré de la maladie, c'est-à-dire depuis le moment de son apparition jusqu'à la cessation de l'inflammation, les seuls médicaments dont on puisse tirer avantage sont les émollients généraux, bains amidonés tièdes, bains de guimauve, etc., et les tisanes laxatives qui agissent en créant une légère dérivation vers le tube digestif.

Ce n'est donc qu'à dater de la seconde période de l'éruption qu'on usera avec succès de l'arsenic ou de ses composés administrés à l'intérieur d'après les procédés que nous avons formulés à propos du traitement de l'eczéma.

Les préparations de ce métalloïde sont à peu près les seules auxquelles nous accordions confiance dans la thérapeutique du psoriasis. La *teinture de cantharides* si vantée par M. Devergie peut, en applications externes, agir à la rigueur comme agent modificateur et substitutif; mais ses vertus comme altérant général et modificateur de l'économie sont nulles, et rien ne nous autorise à la considérer comme une succédanée de l'arsenic.

Il en est de même du *goudron* dont nous aurons à signaler les heureux effets topiques et dont l'ingestion n'amène, quoi qu'on en dise, aucune modification dans la marche de l'éruption.

Le *baume de copahu* nous a procuré quelques succès, trop rares toutefois pour que nous puissions lui donner rang auprès de l'arsenic. Son emploi trouve, du reste, un obstacle réel dans son action irritante sur le tube gastro-intestinal, irritation qui se traduit, selon les idiosyncrasies, par des éructations nauséabondes, des vomissements, des gastralgies, de la diarrhée. L'odeur toute spéciale et trop connue que le copahu imprime aux excrétions concourt aussi à augmenter la répugnance de certains malades pour ce médicament.

Nous ne citerons l'*hydrocotyle asiatique* que pour mémoire. Cette substance parfaitement inerte et insignifiante ne doit sa renommée qu'à des expériences incomplètes et à des conclusions habilement exploitées. Pour tout dire, elle est aussi nulle dans le traitement du psoriasis que dans celui de l'eczéma chronique et de la lèpre.

Nous pouvons, quoi qu'en disent certaines gens, affirmer cette proposition d'après des expériences répétées et entièrement concluantes.

Ce sera donc nous résumer que de dire que la médication interne du psoriasis se borne à l'usage des arsenicaux, dont l'indication commence à dater de la deuxième période de l'éruption.

Parmi les moyens topiques nous trouvons une foule de substances et de remèdes qui rentrent tous dans la catégorie des bains, des lotions ou des pommades.

Les *bains* doivent être émollients au début de la maladie : plus tard, alors que l'affection devient chronique, à l'époque où l'arsenic est indiqué à l'intérieur, les bains sulfureux qui irritent légèrement et modifient la surface cutanée offrent quelques avantages. On prescrit également les bains alcalins, les bains de vapeur tiède, et c'est plutôt par le tâtonnement et l'appréciation raisonnée de l'état et des susceptibilités organiques du malade que d'après des préceptes inflexibles qu'on peut fixer le choix des bains les plus avantageux. Nous ajouterons que l'administration de ces bains par le procédé de l'hydrofère nous paraît préférable à la simple immersion dans l'eau d'une baignoire.

Les *pommades* qu'on emploie contre le psoriasis ont généralement pour base le soufre, les préparations mercurielles et diverses espèces de goudrons.

La pommade au soufre agit énergiquement et donne de bons effets; mais en signalant ce médicament, nous ne saurions trop nous élever contre l'abus funeste à tant de malades qu'en font chaque jour trop de médecins. Ce n'est qu'à la fin de la seconde période, alors que la maladie est devenue chronique et stationnaire qu'on y doit recourir. De plus, c'est toujours avec parcimonie qu'on doit mesurer la dose de soufre qui entre dans la pommade. Nous avons reconnu peu à peu les effets fâcheux qui résultent de l'emploi de cette substance à dose trop irritante, et actuellement, au lieu de formuler le mélange au quart, à moitié, et même à partie égale de soufre et d'excipient, ainsi que nous le voyons faire quotidiennement, nous ne dépassons jamais un quinzième du poids de la pommade et le plus souvent même nous prescrivons au trentième, soit : 1 gramme de soufre pour 30 grammes d'excipient.

Les pommades à base mercurielle sont d'une grande efficacité dans le traitement des psoriasis chroniques. A elles seules, elles modifient puissamment la peau malade. Les préparations les plus usitées sont l'onguent citrin, le protoiodure et le biiodure associés à un excipient. Nous répéterons à l'égard des doses ce que nous venons déjà de dire pour le soufre, et nous ne les formulerons que bien rarement au delà du trentième, soit :

Protoiodure de mercure. . . .	1 gramme.
Excipient	30 à 50 grammes.

Biiodure de mercure	1 gramme.
Excipient.	60 grammes.

Onguent citrin	5 à 10 grammes.
Axonge.	30 grammes.

Ce sont ces pommades qui constituent la majorité des pommades secrètes antidartreuses, qui offrent, entre les mains de leurs prétendus inventeurs, l'inconvénient d'être formulées à doses beaucoup trop élevées, et d'être administrées aveuglément et surtout à une époque de la maladie où elles sont bien plus nuisibles qu'utiles.

Les *goudrons* sont encore d'un excellent usage pour le traitement externe du psoriasis. Il en est de même de l'huile de genévrier désignée sous le nom d'*huile de cade.* Ces deux substances ne doivent s'employer pures que dans des cas extrêmement rares, dans des psoriasis invétérés où a disparu toute trace d'inflammation et qui nécessitent une irritation modificatrice très énergique de la peau. Ordinairement nous les associons à un excipient dans la proportion du quart ou du sixième de substance active. Pour le goudron, cet excipient est habituellement l'axonge ou toute autre graisse ; pour l'huile de cade, nous nous servons souvent de la glycérine, et nous solidifions cette mixture jusqu'à consistance de pommade par l'adjonction d'amidon que nous faisons cuire dans le liquide médicamenteux :

Glycérine. . . . . 30 grammes.

Faites chauffer et ajoutez :

Amidon, q. s. pour réduire à consistance de pommade.

Ajoutez :

Huilè de cade. . . . . 4 à 6 grammes.

Mêlez avec soin et laissez refroidir.

Beaucoup de gens obligés de suivre leur traitement, tout en continuant leurs occupations et leurs relations, répugnent à l'usage du goudron et de l'huile de cade, en raison de l'odeur intense et pénétrante qu'exhalent ces substances, odeur telle qu'il est impossible de la masquer et qu'elle oblige les malades à s'isoler et à se séquestrer momentanément. Dans ces cas, les pommades à base mercurielle sont les agents auxquels il faut recourir de préférence, et malgré l'étendue des surfaces sur lesquelles on les appliquera, l'épaisseur et l'induration de la peau doivent enlever toute crainte d'absorption et d'intoxication par la voie cutanée. Ce n'est qu'à la fin de la maladie, alors que les plaques ont disparu et que la peau a repris ses caractères normaux qu'on doit agir avec prudence et se mettre en garde contre des accidents de cette nature.

L'unique emploi de ces topiques parvient quelquefois à guérir le psoriasis, mais cette guérison est plus longue à obtenir ainsi que lorsqu'on la corrobore par l'adjonction de la médication interne. Les récidives surtout sont beaucoup plus rapprochées et plus intenses, et de même que dans la syphilis on administre un traitement spécifique alors que les accidents secondaires sont en voie de disparition spontanée, dans le seul but de hâter la guérison et d'éloigner l'époque de développement de la série suivante des phénomènes morbides, de même dans le psoriasis nous donnons l'arsenic à l'intérieur, quand même les préparations externes suffisent pour en venir à bout, parce que nous avons remarqué que cette manière d'agir facilitait toujours la guérison et éloignait notablement les récidives.

Il nous reste encore à parler des *eaux minérales naturelles* dont l'usage se répand chaque jour et dont l'action est efficace surtout dans les psoriasis invétérés. C'est aux eaux sulfureuses que nous donnons la préférence et parmi celles-ci nous conseillons, suivant les tempéraments, les idiosyncrasies ou l'aspect particulier de l'éruption, les stations d'Aix-la-Chapelle, d'Aix en Savoie, de Baréges, de Schinznach et de Bagnères-de-Luchon. Nous citerons aussi des eaux minérales alcalines dont nous avons pu déjà constater les bons effets dans des psoriasis très graves; nous voulons parler des eaux de Schlangenbad, dans le grand duché de Nassau. Elles nous ont réussi chez des malades qui avaient déjà inutilement tenté l'usage d'eaux minérales sulfureuses bien plus énergiques.

Joignons à tous ces moyens une *hygiène* appropriée dont nous avons implicitement posé les règles en signalant les causes occasionnelles de l'éruption ; prescrivons une alimentation peu azotée, l'absence de veilles, d'excès alcooliques, d'aliments de haut goût, de boissons fermentées excitantes, de café, etc., et nous aurons réuni tous les moyens dont dispose le médecin pour guérir le psoriasis, pour éloigner les récidives ou tout au moins pour modérer l'éruption et pour l'empêcher de s'étendre.

FIN.

TABLE DES MATIÈRES

FIN DE LA TABLE DES MATIÈRES.

Paris.— Imprimerie de L. Martinet, rue Mignon, 2.

www.ingramcontent.com/pod-product-compliance
Ingram Content Group UK Ltd.
Pitfield, Milton Keynes, MK11 3LW, UK
UKHW020950230726
13923UKWH00007B/224